Explorations in Quality Assessment and Monitoring, Volume I
The Definition of Quality and Approaches to Its Assessment

医療の質の定義と評価方法

Avedis Donabedian 著

東　尚　弘 訳

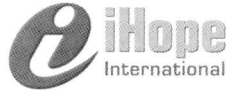

Explorations in Quality Assessment and Monitoring, Volume I
The Definition of Quality and Approaches to Its Assessment
by Avedis Donabedian
Copyright © 1980 by the Foundation of the American College of
Healthcare Executives.

Japanese translation rights arranged with Edgewater Editorial
Service,Inc.
through Japan UNI Agency, Inc., Tokyo.

訳者前書き

　昨今の医療事故の報道の急増にも表れているように、医療に対する不信はかつてないほどに高まっており、医療の質を確保しそれを国民に説明することが医療界に求められている。それにも関わらず「医療の質とは何か」という問題は特に深く議論されることなく、漠然と言葉だけが使用されているのが現状である。時に、1990年にアメリカのInstitute of Medicine（IOM）が策定した「医療の質とは個人及び集団に対する医療行為が望まれた健康状態をもたらす確率を上げ、最新の専門知識と合致する度合いである」という定義が引用されるが、その定義が具体的議論につながることは稀で、ほぼ単純な紹介に終わっている。しかし、抽象概念とは本来、複雑怪奇な現実の中で決断に迷った時に常に参照し、進むべき道を考える地図のような存在である。この現実と抽象概念をつなぐ議論なしには、医療の質を巡る議論も表層的で移ろいやすい流行でしかなくなってしまいがちである。

　本書は、医療の質の評価において世界中で最も広く受け入れられている構造、過程、結果の枠組みを提唱したドナベディアンが、医療の質を考える上の出発点に立ち返り「医療の質とは何か」、「どうやって評価するのか」という問題に真っ向から取り組んだ力作である。3章からなり、第1章では医療の質を構成する技術的要素、対人関係的要素の2大要素に始まり、アメニティ、金銭コスト、診療の整合性、継続性などの医療の質の定義における役割について検討され、また、個人的視点、社会的視点など様々な視点により医療の質の定義がどのように影響されるのかを論じている。第2章では、実際に行われた様々な研究から、患者と医療者が医療の質とはどういうものであると認識しているのかについての考察がなされている。第3章では、医療の質を評価する上での様々な研究を比較検証すると共に、有名な構造、過程、結果のモデルの様々な医療の質の要素における適応を検討、また、それぞれの段階における評価の長所と短所を詳細に検討している。本書の出版は20年以上も前になるが、その緻密な思索は現在も医療の質を考える全ての人々

に、貴重な道標となっている。本書は先述のＩＯＭの定義が発行される以前に出版されたものであり、ドナベディアンの思索・分析はＩＯＭの定義にも多大な影響を及ぼしている。このような根源的議論は昨今の医療の質に関する議論の中で最も欠けているものではないだろうか。

　訳者は医療の質に対する議論を少しでも本筋に戻し、建設的な議論をわが国で広めていくには、本書を翻訳して１人でも多くの、医療の質を真剣に憂い改善しようと考える人に読んでいただくことが必要であると考えた。医療の質の改善を目指す医療関係者、学生、医療政策の立案、研究に携わる人々に読んで頂いて、今後の医療の質改善を考え、発展させる多少なりともきっかけになれば訳者としては至福の喜びである。

　尚、本書の訳に際して京都大学大学院医学研究科医療疫学分野の福原俊一教授に多大なサポートをいただいたことをこの場を借りて御礼申し上げたい。また、忙しい臨床実習の合間に訳語のチェックなどをお手伝いしてくれた、東京大学医学部６年生の永渕泰雄君に感謝する。iHopeの福田桃子氏、横山葉子氏には非常に丁寧に原稿のチェックをしていただき、大幅な改善が見られたことに感謝している。

　以下、本書の脚注はすべて「訳注」である。原著における注はまとめて各章末に記載している。

謝　辞

私は本書を、

私が医学の中で善なるもの全てを愛し、完璧より劣る全てを嫌悪するように導く愛をもっていた、私の父であり良き医師であるサミュエル・ドナベディアン、

そして、愛と嫌悪を、何よりも、忍耐を教えてくれた私の母、マリツァ・ドナベディアン

の思い出に捧げる。

CONTENTS

1章　質の定義：概念的探求
　　序章 ………………………………………………………………… 1
　　定義の基本的要素 ……………………………………………… 2
　　医療の量と質 …………………………………………………… 4
　　金銭的コストと医療の質 ……………………………………… 6
　　利益、リスク、コスト：統合モデル ………………………… 7
　　統合モデルと対人関係 ………………………………………… 11
　　統合モデルにおける利益とリスクのバランス ……………… 12
　　統合モデルのいくつかの意義 ………………………………… 12
　　質の定義における状況文脈的な影響 ………………………… 17
　　質の評価とプログラム評価 …………………………………… 21
　　利便性、継続性、整合性 ……………………………………… 23
　　患者と医療の質の定義 ………………………………………… 25
　　医療者の満足 …………………………………………………… 28
　　質の定義の選択 ………………………………………………… 28
　　　1章の注釈 …………………………………………………… 30
　　　1章の参考文献 ……………………………………………… 33

2章　質の定義：実証的調査研究
　　患者の視点からの質 …………………………………………… 35
　　質に対する医療提供者の視点 ………………………………… 51
　　患者と医療者の考え方の比較 ………………………………… 67
　　まとめと結論 …………………………………………………… 76
　　　2章の注釈 …………………………………………………… 80
　　　2章の参考文献 ……………………………………………… 81

3章　評価のための基本的な方法：構造、過程、結果
　　　構造、過程、結果 …………………………………………… 84
　　　他の枠組み ……………………………………………………… 91
　　　評価方法の選択：過程か結果か …………………………… 108
　　　妥当性 …………………………………………………………… 110
　　　医療の進歩への貢献 ………………………………………… 120
　　　コスト …………………………………………………………… 122
　　　タイミング …………………………………………………… 124
　　　実行可能性、受容可能性、効果 …………………………… 127
　　　倫理、価値観、社会的な方針 ……………………………… 129
　　　まとめと結論 ………………………………………………… 132
　　　3章の注釈 ……………………………………………………… 135
　　　3章の参考文献 ………………………………………………… 140

巻末付記
　　付録A …………………………………………………………… 144
　　付録B …………………………………………………………… 148
　　付録C …………………………………………………………… 154
　　付録D …………………………………………………………… 159

索　引
　　人名索引 ………………………………………………………… 174
　　用語索引 ………………………………………………………… 177

1章　質の定義：概念的探索

序　章

　医療の質を評価するためには、まず、この神秘、つまり、質というもの自身の意味を明らかにしなければならない。しかし、いくつかの複雑に絡み合った要素を忍耐強く解きほぐすことでそれが可能なのか、または、ゴルディアスの結び目のようなもので、あきらめて剣で切ってしまうしかないのかは、まだわからない。

　おそらく手始めには「医療の質とは医療が様々な程度で備えている性質である」というような明白なことから始めるのが良いのかもしれない。そうすれば、質を評価するということは、個々の医療がこの性質を持っているかどうか、そして持っている場合にはどの程度もっているのかの判断をすること、として捉えられる。しかしそれでも、質というものが1つの性質なのか、機能的に相互関連する一連の性質なのか、あるいは、それぞれ異質で多様なものが、確立した使用法、管理上の必要性、あるいは個人的な好みによって、1つにまとめられたものであるのかは、まったく不明である。さらに、万一この性質が見極められたとしても、一貫した判断のためには、この複雑な考えを役に立つような基準や標準に読み替えることが必要だろう。

　医療の質という性質を定義し設定することは問題の一部分でしかない。これらの性質が関連する現象や対象もこれから定義しなければならないからである。何が「医療」を構成するのか、については色々な考え方があり、そのため何がその「質」を構成するのかについても色々な考え方が存在する結果となっている。さらに関連して、質の判断に際し、医療そのものではなく、医療を提供する人々や施設、システムが間接的に対象となることがしばしばある。その結果、医療従事者や施設の性質と医療そのものの性質が、交互または同時に、質の定義と判断に使われることになる。

　こうした曖昧さのため、医療の質が非常に数多くの異なった受け取られ方、

定義のされ方をするのは当然である。しかし、これらの多様な定義や考え方は無意味なわけではない。それら全てに共通する概念構造が存在すれば、それが多様な定義の間の類似性の根源と相違の理由を明らかにしてくれる。この章の目的の1つはそのような概念構造を構築し提示することである。

定義の基本的要素

　質の定義を探求するには、概念的整理として、おそらくは最も単純な医療の単位、つまり、ある患者の定義可能な1回の疾病エピソードに対して一人の医師あるいは他の医療者が提供する「最も単純かつ完結した診療」を対象に検討を始めるのが有用かもしれない。このような診療は技術的医療と対人関係という2つの大まかな側面に分離することができる。技術的医療とは医学及び他の健康科学における科学技術を個人の健康問題の管理へ応用することである。それに伴って、顧客である患者と医療者の間に社会的、心理的交流という対人関係が発生する。前者は科学としての医療であり、後者は芸術（アート）としての医療であると呼ばれてきた。しかし、これらの言葉は普遍的に受け入れられているわけではなく、かつ、誤解を与えうるものである。人によっては、疾病の技術的管理は神秘的かつ鮮やかなほど適切な一連の行動から構成されるものであり、「芸術」と呼べるほどだと言う。一方で、対人関係については、その科学的根拠は相対的に弱く、数少ない科学的知見も一般化して教えることが滅多に可能でないことから、もっぱら「芸術」である。もっとも技術的医療は科学として完璧でなく、対人関係も少なくとも部分的には科学となりうるものであるため、科学と芸術という区別は、技術的医療と対人関係の区別をせいぜい不完全に表しているにすぎない。[1] 同じようなことが、発音上似た響きを持つ良いケア（care）とキュア（cure）の区別についても言える。技術的医療といっても完治を目指した治療からはほど遠いものである場合も時にあるが、しかし、技術的医療を追求したからといって、必ずしもそれが浅い対人関係につながるというわけではない。

　もちろん言葉の問題よりも、医療の2つの側面を区別する有用性が一般に

受け入れられていることのほうが重要である。しかし、これらの2つの側面はお互いに関連しており、時に区別するのが難しいことにも注意すべきである。対人関係がいかに技術的管理の性質やその成功に影響するかは容易に理解可能だろうし、提供される技術的処置の性質やその成否が対人関係に影響を与えるのも想像に難くない。また、心理療法等の技術においては、疾病管理における技術的要素と対人的要素はほとんど区別不可能である。とはいっても、ほとんどの場合においては、この2つの側面は区別可能であり、有用であるばかりでなく、質を定義する上で根本的な重要性を持っている。

　第3の要素として「アメニティ」と呼ばれるものも存在するかもしれない。この用語は、快適で心休まる待合室や、心地良く暖かい診察室、清潔なシーツ、適切に潤滑剤が塗ってあり熱すぎず冷たすぎない内診用検鏡具、心地の良いベッド、ベッドの横の電話、おいしい食事などを意味する。この「アメニティ」という分類が医療の質の総合モデルの中でどのように扱われるべきなのか正確には不明である。ある意味アメニティは、医療の行われる施設のより優しい面の性質といえる。しかし、アメニティは医療そのものの性質のようにも見える。これは、アメニティが、心地良さ、素早い対応、プライバシー、礼儀、需要、など、抽象的な形で表現される時によりはっきりする。本書における分析では、アメニティは、特に別個の議論の対象とはせず、主に対人関係的要素の一部分またはそれに寄与するものとして考慮していく。なぜなら、アメニティは、それが医師個人から提供されるものであれ、その医師が個人経営する診療所であれ、あるいは経営者または被雇用者として働いている大施設によって提供されるものであれ、結局のところ患者の満足度に関連しているからである。

　これまで私は、医療の質とは、ある一定の単位の医療の性質及びそれに対する判断であり、医療は技術的部分と対人関係的部分という最低2つの部分に分けられると主張してきた。次に、それぞれについて、何が「良さ」あるいは「質」を構成するのかを検討しなければならない。まずは最低限、技術的な医療の質とは、リスクを増大することなく健康に最大の利益をもたらすような形で医学の科学技術を応用することにあると言える。そのため、質の

程度とは、提供された医療がリスクと利益の最も望ましいバランスを達成すると期待される度合い、と考えられるだろう。

　何が対人関係の良さを構成するのかを一言でいうのはもっと難しい。対人関係は、一般的にまたは個々の場合において、人と人の関係を規定する社会的価値や規範に沿うものでなければならない。そして、これらの規範は一部には医療者の倫理基準や、個々の患者の期待や願望によっても強い影響を受ける。そのため、対人関係的な質の程度は、これらの価値、規範、期待、願望が満たされている度合いで測られる、ということになる。つまり、これらが満たされることで社会的、個人的な善がもたらされ、これらが満たされていないことは、一種の損失であるとも言える。また、技術的医療の成功や失敗に影響する程度に応じて、対人関係的な質は医療行為の利益とリスクのバランスに影響するとも言える。さらに、利益とリスクに対する価値観は、どのような性質のものであれ、医療者だけのものでなく、少なくとも患者と共有されなければならない。これらの全ての基礎条件から考えるに、医療の質の統合的概念とは、全ての医療の過程から期待される損失と利益のバランスを考慮した上で、患者の全体的な福利を最大化するようなものとなる。この概念は「少なくとも害をなさず、常に小善をなし、どんな場面にあっても達成可能な最善を認識する」ことを旨とする、医療専門者の価値観、倫理、伝統の根源的なものである。

　これらはなんと単純なことだろうか。このように心地良く、心休まる場所で、最初の探求を終えることで、どれだけ勇気づけられることだろう。しかし、この統合的な質の概念の単純さと心地良さの背後には巨大な複雑さが隠されている。我々は、次にこの隠された深淵の部分を吟味しなければならない。

医療の量と質

　質の意味を探求する上ですぐに、医療の量と質がどう関係するか、という疑問が持ち上がる。もちろん、医療へのアクセスと、それに続く医療サービ

スの利用は医療の質を判断する上で考慮に入れなければならない。医療が提供されている場合には、それが患者の健康を実現するのには不十分な量であったとしたら、その医療は量的に不適当であるため、明らかに質が低いと言える。医療を受けるべきであるのに、まったく受けられていなかったら、対象を把握するきっかけが失われることから、これを分析するのは少し困難が伴うだろう。この場合は、患者自身を含めて、医療を適切に提供し分配するはずのシステムに、何らかの部分で不具合があるというのは明らかだ。しかし、そうしたケースを考えることは、分析の対象を、提供された医療自体から医療を提供するシステムへと、大きく転換させることになってしまう。このように、医療が提供されなかったことについて、見過ごしてしまう可能性については、1人が長期間に受けた全ての医療を検討するなど別の方法で解決できるかもしれない。そうすれば、欠損してしまった診療が医療の不足という分類に簡単に当てはまり、質の低い医療と考えることができる。

　もし、ある診療がまったく不必要であったり過剰であったりする場合には、その診療行為の全体またはその一部が患者の健康と福利に貢献しないと判断されることになる。不必要な診療は役に立たないだけでなく、有害でもありうる。不必要かつ有害な医療は、その引き起こしうる害が、期待されうる利益と釣り合うはずはなく、もちろん質の低い医療である。一方、厳密な意味で、不必要でありながら害もない医療が存在するかどうかは議論が分かれるところである。例えば、そのような医療があるとして、不必要かつ無害な部分を含む医療は質が低いと判断されるべきであろうか。答えが「イエス」である理由はいくつかある。まず、そのような医療は利益をもたらしえない。次に、そのような医療は不適切な資源の使用によって個人と社会の福利を減少させると言えるからである。このような医療に対して時間と金銭を費やすことで、その患者は他の価値あることに使える時間と金銭を失ってしまう。同様に、何人かに過剰な医療を提供することは、社会の中でより必要とする別の人に提供できる医療を減らしてしまうことになる。また、無害ではあっても無駄な医療を行うことは、その医療者が、不注意である、判断力が弱い、または、無知であることを意味しているとも言える。そして、このような医療は、伝

統的に臨床の名人芸とされる「倹約（parsimony[訳注1]）」の法則に反するものでもある。[2]

　したがって我々は、医療の必要性や量的適切性について判断するということは、医療の質を判断していることになると、結論せねばならない。医療の量の評価と質の評価はお互い密接に関わっており切り離せないものであり、この本の中でもこの両者はそのように取り扱っていく。

金銭的コストと医療の質

　医療の質とその金銭的コストは、いくつかの点で関連しており、前述の医療の質と量の関係もその1つである。質の高い医療とは、量的な適切性が前提条件となり、しばしばより量的に多い医療を意味するため、明らかに金銭的にも高いコストが生ずる。しかし、医療が過剰となり有害になると、コストのみ上昇し、医療の質は低いということになる。医療が過剰でその過剰部分が有害でない場合でも、コストは上昇するがそれに見合った医療の質の上昇がないため、すでに指摘した通り無駄であるということになる。

　医療は非効率な方法で提供された時もまた、資源の無駄遣いであり、必要以上にコストのかかるものとなる。このような無駄は、例えば医師が看護師の仕事をしたり、看護師が他の助手の仕事をしたりする時や、病院に十分にスタッフがいるにも関わらずベッドが埋まっていない時、病院の規模が過小、過大なため医療の提供が非効率になる場合などに起こる。これらの場合、医療提供の方法や規模が非効率なために、コストが上昇しても、対応して質は高くならない。

　これらの全てから、金銭的コストと医療の質は無数の点でお互いに関連していることは明らかである。要するに、高い質の医療は金銭的コストがかかるが、役に立たない診療行為を削減し効率を上げることで、現在のコストのまま医療の質を上げることも可能だし、医療の質を下げずにコストを下げる

訳注1）ここでは、必要十分で、それ以上のことをしないという意味で「倹約」としている。

ことも可能である。しかし、医療の質そのものの判断において、金銭的コストが構成要素であると結論する必要はない。無害だが不必要な医療や非効率な医療により、限られた資源が最善の方法で使用されないと個人や社会の利益が損なわれるという論理が通るならば、金銭的コストに質と概念的には重なる部分がある。しかし、たとえ非効率のために、達成したまたは達成しえた医療の質のレベルが影響をうけたとしても、非効率は質とは区別されるべきであるとも考えられる。「金銭的コストが質を判断する際の構成要素である」という理論により強い説得力を持たせるためには、金銭的コストを医療の提供の望まれない結果としてリスクの1つに加えることが必要なのかもしれない。そうすれば、技術的な質を定義するのに使われる期待利益とリスクの範囲が広がり、もっと包括的にこの両者のバランスを考えることが可能になる。

利益、リスク、コスト：統合モデル

　仮説的だが、いくぶんか正式なモデルを使って、これらの思考を発展的に組みあわせる試みを示したのが図1-1である。図の上半分は、医療サービスの量はいくつかの変数と関連していることを示している。まず最初の変数は健康への利益である。医療の量と健康利益の関係を表す曲線の形は、もちろんわかっていない。私は、医療行為が増えるに従って最初に利益に急激な増加が見られ、後にその増加は緩やかになり、最後に大幅な量的増加があっても利益の増加はとても小さくなる、もしくはゼロになると考えた。もし、健康への利益のみが医療の質を決める唯一の基準だとすると、最適な医療に相当する明確な医療行為のレベルは存在しない。この場合は医療サービスの量を増やしても、利益の増加が生じなくなるまで推測を元に量を増加させ続けるべきということになるのだろう。しかし、これでは、全ての医療において多かれ少なかれ伴うリスクを考慮に入れずに医療サービスの量を増加させていることになる。

　図1-1での医療サービスの提供量と健康へのリスクの関連を示した仮説

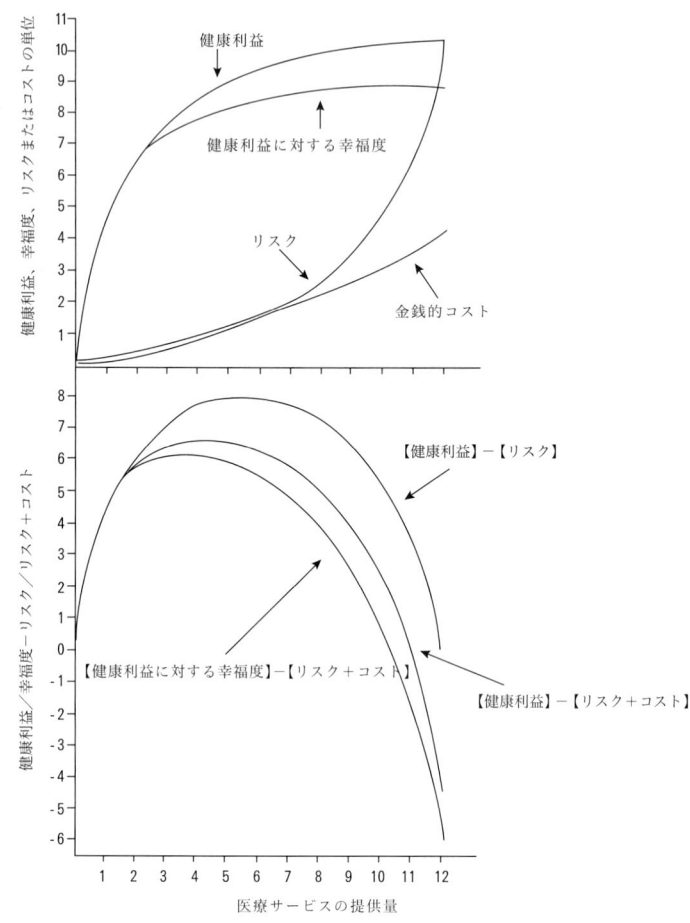

図1−1　医療の質の定義に関連した理論的関係

曲線は、量と利益のグラフをちょうど逆にしたようになっている。行われた医療行為は、最初大きな利益を生み出しリスクは小さい。そして、医療行為の量が増えるに従って、そのリスクの増加率はだんだんと大きくなり、利益の増加率は小さくなる。もし、これらの曲線が正しいと仮定すると、それぞれの医療行為の増加ステップに対して、（健康利益）−（リスク）を図示す

ることができる（もちろん、健康利益とリスクが同じ単位で測定可能であると仮定した場合であるが）。その結果を図の下半分に示している。「健康利益とリスクの差」の曲線は最初上昇して最高点に達し、その後減少しゼロになる。このゼロの点では利益とリスクがちょうど同じというわけである。この曲線で最も重要な点はそれが最高点を持っており、最適の質を示しているということである。もちろん最高点の位置は、利益－リスク差曲線の形や利益とリスクの曲線の形に左右される。さらにこれらの曲線は、病状や患者、病状に対する医学技術の有効性、その技術を適応する能力の程度に影響される。医学や技術の進歩はそれ自体、より大きな利益や低いリスクまたはその両方を達成する能力を高める。しかし、不適切なやり方や不十分な熟練度で使用された時、科学的な技術の進歩は利益を生み出すことなく害を及ぼす可能性を増加させてしまうこともある。しかし、どの医学の進歩段階でいかなる量の医療サービスを提供するとしても、最高の技術というものは可能な最高の利益と最低のリスクを達成させるものである。この場合利益－リスク差曲線は到達可能最高点となり、平均でこの結果を達成する診療方針は、他の条件が同じであれば最高の質の医療を表しているといえる。逆にこれより少しでも低いものは完璧より劣ることになるが、質が「まあまあ」であるとか「低い」と判断される曖昧な境界は明確なものではなく、その判断に際してその都度決めるものである。ところで図１－１で示された枠組みでは健康は最低限不変であり悪化することはないと仮定したため、どの医療レベルにおいてもリスクが利益を上回ることはない状態を表しているが、現実にはリスクは利益を上回り、医療のために健康を害する例もありえる。これが低質な医療であることは誰もが疑問に思わないだろう。

　ここで健康利益－リスク差のカーブの最高となる地点は、どのように医学が使用されたのかと同時に医学の科学レベルも表しているということを強調するのが重要である。この点が重要なのは、医学技術の効能に対する評価は技術的な診療の質の評価から慎重に分けて考えねばならないからである。後者は医学技術がどれほどうまく使用されているかについての判断である。さらに、質は健康状態そのものではなく、可能な健康状態の改善範囲のうちど

れほどが実現したのかの程度で表されるのである。

　ここで、またさらに別の変数を追加してみる。医療提供にかかるコストである。図1－1の上半分はこの変数を考慮に入れている。

　期待される健康への利益とリスクに、医療サービスの消費に相当する金銭的価値を割り当てることが可能だとしよう。そうすると、それぞれ医療の量において、期待される利益に対する金銭的価値から、リスクと金銭的コストの和を引いた曲線を描くことができる。図1－1の下半分はそのような曲線と利益－リスク差曲線との違いを示している。新しい曲線は左にシフトしており、ゼロ以下にもなり、かつ最高点は低くなっている。事実上、技術的診療の質に関する新しいスタンダードが確立されたわけである。この新しいスタンダードの基礎には、金銭的コストが医療の望まれざる副産物であり、そのため医療技術的管理の純利益の評価において予測されるリスクに数えられるものである、という理論を内在している。この新しいスタンダードが示すのは、金銭的コストと健康への利益とリスクは比較不可能ではなく、大ざっぱではあるものの比較可能である、ということである。[3]

　量と質、及び金銭的コストなど、先述したいくつかの要素は、利益、リスクそして金銭的コストに対して影響するものとしてモデルに入ってくる。医療提供上の効率の程度は図1－1で描かれたコストと医療の関係にもちろん影響を与える。大きな非効率はより急なコスト曲線が生ずる結果となり、そのため利益と総リスクの差の曲線はより左にシフトし最高点は低くなる。不必要な医療の提供も、どのレベルの金銭的コストに対しても利益を減らしてリスクを増大させることから、同様の変化が起きると言える。

　図1－1に入っている最後の要素は価値判断または幸福度（Utility：専門用語としては「効用」と訳される）の要素である。人が医療を受ける際に伴う健康利益、リスク、金銭的コストの期待値に対して持っている価値判断は様々だと考えられる。そのため、これら主観的な価値判断を表すさらに別の曲線群が存在することになる。単純化するために私は図1－1では健康利益に対する価値判断しか示さなかった。この図の仮定のもとでは、純利益曲線はさらに左へシフトし、その最高点はより低くなっている。しかし、これ

らの利益は起きうる変化の1つの代表例にすぎないと考えるべきである。実際に起きうる曲線の変化は利益とその利益に対する価値と判断の関係による。この関係は直線になることもありうるが、より曲線的直線であり、健康状態の増加に対する価値判断の上昇は徐々に小さくなっていく可能性が高い。実際、**図1-1**を描くにあたり、私はこのような関係を仮定している。別の重要な考慮すべき点は、利益、リスク及び金銭的コストの価値判断はそれらの相互関係が不変な形で対応し合っているかもしれない、ということである。しかしながら、そのようなことは考えにくい。健康利益への期待に対してどの程度のリスクをとるかは医師と患者で異なるものである。また金銭的コストに対する価値判断は、健康状態の増加に対する価値判断よりも患者が反応しやすいものである。しかし、これら全ては仮説であり、したがって実証研究において探索すべき事柄である。

統合モデルと対人関係

　統合モデルはこれまで、医療技術的な質のみに当てはまるかのように議論されてきた。しかし、すでに指摘したように少なくとも仮説上は、対人関係を扱ういろいろな方法やスタイルにも、患者の福利の1つ以上の側面に対して期待される利益とリスクがあると考えられる。医療者が個人的な注意を向けるためには時間を割くことが必要であり、また快適さ、プライバシー、利便性や、他の患者満足に貢献する要素を保障するためには費用のかかる設備を設置しなければならず、金銭的コストもかかる。そのため対人関係の質のスタンダードを定義するのに、**図1-1**と似た曲線が使える。対人関係の質を医療の質から分けて考えるべきとする意見の理由の一つは、医療技術と対人関係という2種類の管理に関連する目的の多くに照らして、多次元で複雑な期待利益と損失を全て共通の測定単位で表すことが難しいためである。この問題は重要ではあるが、医療から生ずる最終的な全ての利益、リスク、金銭的コストの総和から、1つの測定や質のスタンダードを作る可能性に対する障害とはならない。実際、患者は様々な利益、リスク、コストを共通の尺

度において評価することができる。患者が、明らかに測定のできないものを、別のものと合理的に比較・交換するといった事象は、日常的によくある。極端な例で言うと、急激な命に関わる疾患に際しては、たとえ後で強い怒りを覚えるとしても、患者は人格を尊重した医療を受けることを自ら進んであきらめる。逆に慢性疾患で身体的機能の改善は少ししか望まず、患者が障害とうまくつきあえるようにすることが医療の主な目標となっている場合など、対人関係の範疇に入る要素は大変重要になっている。

統合モデルにおける利益とリスクのバランス

　質の統合モデルにおける利益とリスクのバランスは、いくつかの点を考慮した結果得られるものである。第1の点は対象となる状況のもとで、利益と弊害が起こる確率である。第2の点は利益と弊害の大きさ、つまり、医療処置が仮になされなかった場合に比較して処置がなされたために健康と福利が変化した程度である。利益と弊害の持続期間は弊害の大きさの構成要素と考えることができるだろうし、別の要素と考えることもできる。利益と弊害が発生するタイミングは、持続期間とあわせて、共に利益と弊害の時間的視点と考えることができる。この視点が重要なのは、利益と弊害がすぐに起きるか遅れて起きるかで価値判断が左右されるし、さらに個々人で、未来と現在を比べてどちらを重視するかなどの好みが違う可能性が高いからである。おそらく、患者と医療者は何をすべき・すべきでないかを決めるのに、これらの全ての要素をとても大ざっぱかつ未解明な方法で考慮しているに違いない。しかし、もっとモデルを厳密に適応するためには、注意深く研究してこれらの要素の量的評価が必要であろう。[4]

統合モデルのいくつかの意義

　この統合モデルでは個人の期待と価値判断、そして金銭的コストは医療の質の定義に入れることができるとしている。私は、何が現実の臨床の中で最

適な医療なのかを決める上でこれらは本当に重要な事項だと思う。しかし、これらの要素は質の定義に入りえるし、入ってくることを認識するだけでなく、そもそも入るべきなのか考える必要がある。質を定義するということはある意味規範を確立することであり、その定義は、規範的見地から正当化できるものでなければならない。

　どんな立場をとるにせよ、その前に選択肢をいくつか具体的に考慮するのが役に立つと思われる。おそらく選択肢の中で最も単純なものは、「健康状態」とは何か、診療行為が健康にどのように貢献するのか、どうやってその貢献度が測定されるべきなのか、を定義する特権が専門家である医療者にあるとするものである。そうすると質の良い医療とは、健康の利益とリスクの最高のバランスを達成すると期待される医療であると定義され、そのような医療を患者に勧め実行するのが医療者の責任となる。金銭的コストや患者の価値観や期待感などの他の要素は、質のスタンダードを適用する上での障害要因あるいは促進要因と見なされ、スタンダードそのものを左右するものではない。明文化されることは滅多にないが、この観点は医療専門家グループが医療に関する総合的枠組みを作成する時に特に強く見られる。私がそれを「専門職的」定義と言うことに躊躇を感じるのは、この観点が専門職的価値観や責任の全体を代表しているとは思わないからである。しかし、「技術的」または「科学的」定義とも言いたくない。なぜなら、現時点では科学的でない種類の治療や医療においても質の定義が論ぜられる余地を残しておきたいからである。もしかすると、これは最小限の条件しか付いていないことから「絶対主義的」定義と呼ぶべきなのかもしれない。[5]このように定義するには、治療すべき健康問題の性質や医学の科学や技術、「芸術」及び関連分野の水準が条件となるであろう。

　別の見方もある。医療職の古くからの誉れ高き伝統によれば、医療の主な役割は患者の福利の増進である。それならば、患者には医療者と一緒に医療の目的を定義し、診療方針の選択肢により期待される利益とリスクに対する価値を考える責任があるということになる。実際、医療者は単に専門家として情報を提供するだけで、価値を考慮決定するのは患者か患者の正当な代理

人の仕事であると言うこともできる。理論上、患者は自分自身の福利に関する最高の判断者として医師に指示を出さなければならない。しかし実際には、患者はしばしば医療専門職に自分たちの代わりに行動してほしいと頼むことがある。その場合医療者には、自分の価値観を患者の価値観としてすり替えてしまうのではなく、患者の状況や価値観について理解し、または、可能な限り全てのことを考慮しながら患者のために最善となるように行動することが期待されている。時に、患者は予測される利益とリスクを適切に評価できないと医療者が思っても仕方がない場合もある。例えば、明らかに障害の強い肢切断や、性的機能が失われるような手術の結果に対して自分が耐えられるかを患者が予測するのは不可能かもしれない。このような場合に医療者はその患者に対し、他の患者がどのようにしてこれらの障害に対応したのかの偏りのない情報を提供し、可能ならば似たような経験をした他の患者に面会できるようにするべきである。このような作業は時間がかかるため、医療者はあらかじめ考えておいた結論に患者を「誘導」して手早く処理してしまいたくなるかもしれない。しかし、そのような場合であっても、医療者の意見は長期的に患者にとって最善のものでなければならない。そして、患者の決定であれ代理人の決定であれ、全ての決定において医療にかかる金銭的コストやその患者の福利に対する影響が考慮されることが必要かつ適切である。

　患者の願望、期待、価値観そして財力を考慮に入れて質が判断される時、これらの要素は患者によって大きく異なることから、このような定義は医療の質の「個別的」定義と言えるかもしれない。患者ごとに疾病の進行度や種類も違い、疾病の経過や治療に影響する社会的要素や背景も様々である。これら全てが大きな多様性をもつことから、当然医療の質基準や標準が明確かつ一般化した形で構築可能かどうかの疑問がもちあがる。多くの人がそのようなことは不可能であり、質の標準は個々のケースで決定されるべきだと主張するだろう。

　このようにたくさんの要素を医療の質の定義に使うことは、一般に通用する基準や標準を構築することが難しくなるという重大な結果につながるが、さらに、金銭的コストをこの定義の一要素として入れることは、別の意味を

生じさせる。患者の純福利が質の基準とするならば、患者が少なくとも一部コストに対して支払いを負担する場合には、必ずコストを考慮に入れなければならない。しかし、医療の金銭的コストを質の定義に入れるということは、患者の支払い能力が質のスタンダードに影響すると言っていることになってしまう。もし、医療行為の利益が患者のみにもたらされるもので、また収入の分布自体が倫理的に正当化できる基盤があれば、このような定義も倫理的に受け入れ可能かもしれない。しかし、もし、医療を受けることを基本的権利であるとするならば、これらの論理は不十分である。金銭的コストを医療の質の「個別的」定義の要素に含めることは、定義のために必要とはいえ、医学が健康に対してもたらすことのできる最大効果をあきらめて、より少ない程度のものを、患者の利益のために許容せねばならないことになり、医療者に倫理的な問題を負わせることになる。実際、利益とリスクへの価値判断においても、分布が不平等な社会的経済的要素に影響されることから、似たような倫理的問題が発生する。このため、「絶対主義的」定義は倫理的には中立であるのに対し、「個別的」定義はそうではない。[6]実際の診療が後者に近いのに対し、医学界のリーダーの公式な発言は前者に則っているのはこのためかもしれない。

　もちろん、包括的健康保険[訳注2]と有給病欠を導入することで、医療の個別的定義から金銭的コストをほぼ除いてしまうことも可能である。この場合は、患者の健康と福利に純粋に貢献する全ての医療を患者は要求し医療者は提供することが可能である。しかしコストは消えてなくなるわけではない。社会の中でより大きく存在し続ける。そして、社会は遅かれ早かれ間違いなくコストを抑えることを要求し、医療者は再び倫理的ジレンマに陥ってしまう。なぜなら医療者には、良いと思われる全ての医療を提供してほしいという患者の要求に対する責任と義務が存在する一方で、社会への責任上、または社会や所属施設での方針に沿う必要から、金銭的コストを抑えて、個々の

訳注2) 日本では健康保険があるのが当たり前であるが、米国では健康保険の加入は原則個人に任されている。また、保険のカバー範囲も保険によって異なるため、「包括的に全てをカバーする保険」という概念が出てくることになる。

患者に対して最大限達成可能な健康利益未満で医療をとどめなければならなくなるからである。

　これは第3の定義、質の「社会的」定義につながる。この定義を生み出す要素は「個別的」定義を得るのに使った要素と同じであるが、その要素それぞれが影響する程度が違ってくる。また新しい基準、つまり集団全体での純利益（または純幸福度）に加えて、その利益の集団内での分布が非常に重要になる。

　「社会的」と「個別的」な質の定義の違いは様々ある。資本の投資や医療プログラムの実行のための金銭的コストが、個人から全体、または集団のある部分から他の部分へ移行する程度に従って、金銭的コストはこれら2つの定義それぞれに対して異なった影響を与えるだろう。また、それを受ける個人だけでなく、より多くの人々に利益が感じられるような医療もあり、それらは社会レベルでより高く評価されることからも、これら2つの定義は異なるといえる。例えば、研究計画の一部、公式の教育、または、試行と失敗からなる実地学習などの一環として行われる診療行為は、社会的に定義された質の構成要素として考えられるかもしれない。なぜなら、患者の治療にはすぐ役に立たなかったとしても、それらは長期的に他の人々に利益をもたらすと期待されるからである。また、性別や職業等の異なる集団の健康と福利に対して社会が異なる価値判断をしている場合があるかもしれない。これらの価値は、社会的価値、経済的考慮、政治的影響力と権力を反映しているかもしれない。だとすると、こうした価値観は正しいというよりも、社会的にただ好都合なだけかもしれない。これは、医療者に対して、さらに倫理的な問題を提起することになる。全ての人への公平さのために、何人かに対する診療を制限するよう医療者に要請することと、経済的な特権階級や政治的な実力者のために、診療制限を要請するのはまったく別物である。民主社会においては社会的な視点からの価値は優れた倫理を代表するという一般的な考え方も存在するが、いつもそうとは限らない。

質の定義における状況文脈的な影響

「絶対主義的」、「個別的」、「社会的」な3つの質の定義の中から、どれかを選択するのは非常に困難である。それは、それぞれの定義が適切な文脈の中で合理的であるためかもしれない。実際、質がどのようにとらえられ定義されるかの違いの多くは、医療の質への関心の程度と範囲の違いから起こってくる。図1－2には（1）健康の定義、（2）医療を提供する者の集合と組織レベル、（3）実際に医療を受ける、または受ける可能性のある者の集合レベルという、3つのカテゴリーが含まれており、それぞれが立方体の辺で表されている。図の上でわかりやすくするため、健康には、身体－生理的機能、心理的機能、社会的機能の3つの主な構成要素があるとしよう。また、医療提供者には、（a）個々の医療者、（b）数人の医療者、（c）組織されたチーム、そして（d）保険、施設、システムの各レベルがあるとしよう。医療を受ける者については「患者」と「人」の区別、個人と集団の区別という重要な2点の区別を明確にしたい。「患者」とは、実際に評価期間に医療を受けた人のことを言う。「人」とは、この期間に医療を受けた人と受けなかった人の両方を言う。そのため「人」のカテゴリーは患者を含むが、図を単純化するためにその入れ子構造を表すようにしてはいない。しかし、2つのカテゴリーのそれぞれで、個人と集団の区別は明確にしており、患者の集団は「症例群」、人の集団は対象集団、地域、あるいは、国家と呼ぶ。

　この枠組みの意義はほぼ明らかである。伝統的に医療の質の定義や評価における関心の的は、個別の医療者（通常は医師）によって、身体生理的な機能を改善もしくは維持するといった観点から個別の患者に提供される医療であった。これは図の中で、大きな立方体の一隅の小さく部分的に黒く塗りつぶされた立方体で表されている。ここから関心の範囲を広げ、心理的、社会的機能の側面を含むより大きな健康概念を取り入れることで質の定義を広げることが可能である。質の定義と健康の定義は対応すべき関係にあることは明らかであるが、一致はしない。これらは医療システムが人の健康と機能に対する適切な責任と、その責任の遂行手段を与えられ、かつそれらが受け入

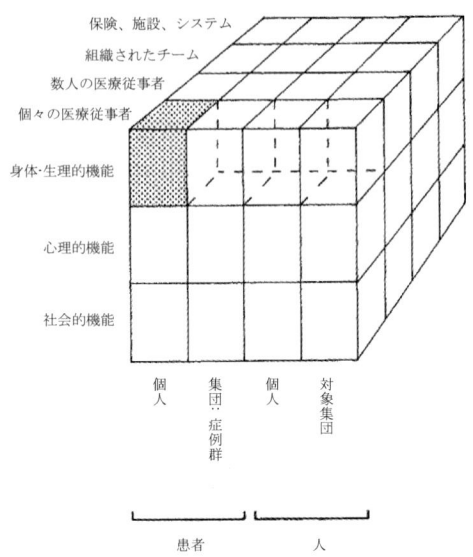

図1－2
医療の質を定義する要素としての対象のレベルと範囲に関する枠組み

れられる範囲でのみ対応する。医療の範囲にない「健康」の側面は、そのような医療の質の定義や判断には関係ない。極端に言えば「健康」はあまりにも広く定義できるため「生活の質」と同義になってしまいがちだと言える。その場合、医療の質に対する判断は、生活の質に貢献する適切な医療活動のみを対象になされ、それ以上でもそれ以下でもないだろう。[7]

単一の疾患エピソードにしろ、継続的な診療にしろ、何人かの医療者が患者の診療に参加している場合は、それぞれの医療者の貢献を分離して評価することが必要かもしれない。関わっている医療者がそれぞれ違う職種や職業の時には、質の定義とそれを評価する手法には、それぞれの職種の異なる役割、価値観、目的、技術を反映しなければならない。加えて、診療の継続性と整合性により多くの注意を払うべきである。継続性、整合性は1人の医療者が1人の患者に医療を提供している場合でも特に複数の疾患がある時に当

てはまる。しかし、複数の医療者がいた時には継続性と整合性で失敗する可能性はより高くなり、医療の質を決定する要素としてさらに重要になる。

　集団が研究対象となる時には、患者と人を区別することで、医療のアクセスが重要な医療の質の決定要素であることが鮮明になる。また、個人と集団を区別した場合には、医療を提供するシステムの側面において、適切な資源配分の重要性が強調される。アクセスと資源配分はもちろんお互い関連している。なぜならば、アクセスの格差は、資源配分格差の一形態であるからである。もっとも資源の消費は、医療を受け始めてからも起こるものである。どちらにしても、その結果個人間、集団間で医療の質は不平等に分布することになる。この分布の格差は明らかに、「社会的」定義から見れば医療の質の要素であり、医療プログラム[訳注3]や医療システムの成績を評価する基準である。また個人の医療者の成績を評価する時でも、その医療者が診療している全ての患者を研究対象にする時には、重要な基準になる。医療者の成績を個々の症例において評価する時には、その医療者の時間、注意力、さらに他の資源は無限であると仮定してしまい、金銭的コストを考慮するか否かに関わらず、個別の症例において達成可能な最大の健康利益が得られることを期待してしまいがちである。しかし、患者集団全体が調査された時、適切な質の基準は最終的な利益の総和である。したがって、個々の医療者の患者集団に対する診療の評価と、プログラムの対象集団に対する貢献成績の評価は驚くほど似ている。もちろん、個々の医療者もプログラムも、全ての対象者に最高レベルの質を提供できる数以上には患者・対象者を受け入れるべきではないとも言うことができるが、通常選択肢は少数に対する完全に近い医療か、多数に対する不完全な医療かしかなく、そこに本来選択の余地はない。

　身体生理機能の個別管理から、より進んだ包括的枠組みに議論の範囲やレベルが移るにつれ、質の概念が様々な意味を持ってくることは明らかであ

訳注3）日本の読者にはプログラムというものは聞き慣れないかもしれない。原著になる米国では、様々な健康増進活動が、個別にプログラムとして狭い範囲で企画・実行されることが多い。たとえば、地域の運動プログラムや、禁煙プログラムなどをイメージすれば考えやすいかもしれない。

る。しかし、これらの新しく加わった意味のいくつかはまったく新しい観点というよりも、重点の違いを表しているにすぎない。時間や他の資源配分が、プログラムと医療者個人双方の成績を左右することはすでに述べた通りである。医療者個人の場合は、診療の場所と時間、報酬、そして、患者や同僚への対応の仕方によって、アクセスを決定することもできる。これらの要素が次の段階として、医療者が患者と継続的で安定した関係を維持する確率に影響する。

　解析の枠組みが広がった時にいくつか浮かび上がってくる観点が、本当に質の定義の構成要素なのかも議論の余地はある。例えば、継続性と整合性は望ましいものではあるが、それ自身が望ましいわけではなく、最高の純利益と幸福度を達成するのに貢献する場合のみに望ましいものであるという見方がある。同様にアクセスと資源配分は重要ではあっても、質の定義自体の一部ではなく、高い質を達成するための道具にすぎないと見ることができる。

　私はこれらの見方に賛成である。あまりに質の定義を拡大すると、区別が失われ解析上の有用性が失われ、何とでも受け取れるような御題目となってしまう危険がある。しかし、少なくとも関心のレベルと範囲が変わることで、いかに見方が変わってくるのかを考えることは、人によって質というものがなぜこれほどまでに様々なことを意味するのかを理解するのには役に立つ。さらにいくつかの重要な点がのこっている。というのは、つまり広い見地から考えることによって、質の定義方法が、何が利益とリスクを構成し、何が質の定義の構成要素となるのかを決めるのに根本的重要性をもつということが明らかになるのである。また、質には「個別的」定義と「社会的」な定義の区別があり、これら2つの定義は異なったレベルの責任と関心から生ずるものであるということも明らかになるのである。

質の評価とプログラム評価

　関心のレベルと範囲の相違による質の定義の違いは、質の評価とプログラム評価の関係にも明らかに関連する。プログラムが個人への医療を提供しないのであれば、この関係の問題は問われすらしない。しかしどのような評価活動も形式的に類似しており、例えば、評価活動ではしばしば多くの層にわたる目的が設定され、目的が達成された程度を決定し、目的の達成がどれだけ効率的に行われたのかが検討される（Deniston ら 1968 a,1968 b）。もっとも、我々はそのような純形式的な類似には関心はない。プログラム評価と質の評価が関連するのは、プログラムが個人への医療を提供する時のみである。そのような場合には、プログラムが他の機能も持っているかを考えるのが重要である。もし、プログラムが医療職への教育や医療研究、環境衛生をも提供するのであれば、質の評価はこれらのうちの1つの機能にしか関連しておらず、本来はこのプログラムの評価ははるかに範囲の広いものにちがいない。これらの状況においては質の評価は個人に対する医療の提供というプログラムの機能の1つのみの成功を測定していることになる。

　もし、プログラムが個人への医療の提供のためだけに実行されるのであれば、プログラム評価と質の評価の範囲は似ていると考えられるかもしれない。しかし、必ずしもそうではない。プログラムは組織によって実行されるため、組織的な成績の評価は、財政や患者や従業員の募集、コミュニティーでの受け入れとサポート、他機関との関係の育成、そして、組織の環境への適応など、組織の存続や成長に関連した活動を考慮に入れなければならない。さらにプログラムの評価は、組織内の下部組織や、それらの活動を育て、支え、促進し、可能にしている人員、及び、患者に直接医療を提供している人員の成績をも考慮しなければならない。もっと重要なのは、プログラムが医療を提供するだけのものなのか、他の機能をも持つものなのかに関わらず、医療を提供する役割はプログラムのレベルと、患者と医療者が直接やりとりするレベルでは異なる観点から見られることである。これらの相違のほとんどについてはすでに触れたので、ここではまとめだけにとどめる。

質評価とプログラム評価の違いが何であるか、そしてその違いがどれだけ大きなものかは、プログラムが（病院内のように）患者のみを対象とするものかどうか、（前払いの保険会社[訳注4]や国民保険のように）一般集団を対象とするものかによる。患者のみが責任の対象と仮定される場合、質の定義は根本的に異なるものではないが、それでも医療へのアクセスと資源の配分がより大きく注目されがちである。また、医療サービスを提供する効率は、組織の管理下にある要素が影響する場合とても重要になる。プログラムが疾患を持った患者だけではなく一般集団を対象とする場合は他の点も考慮に入れなければならない。その場合は医療の利益とリスクに対する価値判断が異なってくるため、質の定義も変わる可能性が高くなる。これらの違いが生まれるのは、医療の（患者個人を超えて）外にある利益・不利益に焦点があたり、医療の純利益の社会的分布の選好が集団の総和として考慮されるためである。さらに医療コストの社会的分布に対する関心もある。公平性とは、恩恵を受ける人と支払いをする人の比較の評価であるが、これは質そのものの定義には入らずともプログラム評価では重要な要素である。

　上記の議論からプログラム評価は質の評価よりもより広範かつ包括的である。ただし、これは個人への医療のうち一部、つまり例えば予防医療のみとか、健康教育のみを提供するプログラムについては当てはまらない。この場合は、質の定義とその評価の範囲は、プログラムに見合った形で縮小される。

　これまで、プログラムレベル及び医師や患者個人のレベルでプログラム評価と医療の質評価の違いを強調してきたが、類似点も指摘すべきだろう。明らかに質の評価はプログラム評価に含まれるものであり、時にプログラム評価の中で最も重要な部分である。個々の医師と患者レベルでの医療の質評価に入ってくる視点は、医療者が診療対象の患者集団あるいはプログラムの参加集団全体に対する最適な治療に責任があるとすれば、プログラムレベルで

訳注4) この保険の会員は先に保険料を払うことで、保険会社の契約した医療機関で非常に安価に診療を受けることができる。保険会社から医療機関へは基本的に診療行為ではなく、登録者数に応じて報酬が支払われる。現在アメリカにおける HMO (Health Maintenance Orgaznization) がこれにあたる。

の質評価の観点に共通するものがある。さらに、個人レベルの質の評価で欠陥が見つかるようであれば、その欠陥の理由を探る調査は組織へと広がり、その過程にはプログラム評価の多くの要素が関わってくる。

利便性、継続性、整合性

　質評価の文脈の議論の中では、個々の患者—医療者のやりとりから医療者のグループが患者集団全体へ提供する医療へと対象が移るに従って、医療の様々な要素がより重要な医療の質の決定因子に入ってくると指摘した。またその中で、利便性、継続性、そして整合性にも言及してきた。この章では、これらの要素が具体的には何なのか、そして、医療の質の定義にどのように関連しているのかを考えようと思う。

　医療が開始しやすく維持しやすい時に利便性が良いと言うことができる。もちろん、利便性は、施設であれ個人であれ、到達や受診を容易にしたり困難にしたりする医療提供側の性質に多かれ少なかれ影響される。しかし同時に実際に利便性があるかどうかは、医療を受けようとする潜在的患者が実際に医療を受けるまでの財政的、空間的、社会的、心理的障害を乗り越える個人の能力によっても左右される。そのため利便性には、医療提供者と患者の間の連絡を容易にするように、医師と患者の間で医療を適合させることまで関係している。[8] これが医療の質に与える影響については、すでに触れた。簡単に述べると、利便性は、医療の量や、医療者が勧め患者が受ける医療の種類を通して質に影響を及ぼす。また、医療とその利益及びその社会的配分を通しても影響する。医療のコストは患者負担の度合いによって利便性に影響を与える要素になり、すでに示したように質の定義の一部ともなる。いずれにしても、利便性と医療の質は密接に関係している。しかし、それらが同じものであるというわけではない。私は、これら2つの現象は分けて考え、医療の利便性は、医療の開始・維持しやすさで定義し、医療の質は個人と社会の価値観に沿った形で得られうる最大の純利益を達成する能力の期待値として定義するのが適切であると考える。このように分けて考えることで、そ

れぞれの概念がより明確になり、解析の道具としてより役に立つと考えられる。例えば、利便性が高ければ通常は質が高いことに関連するが、場合によっては重複した、有害な、または不必要で無駄な医療に結びつくこともある。さらに、ある一部の集団のみで高い利便性は、健康利益の配分に対する社会的価値観によっては、より高いまたは低い質を意味することもある。

　医療の質と継続性、整合性の関係についても、私は、質と利便性の関係と同様に考えたい。整合性とは、医療の要素が、一続きの医療の間、全体の中でお互いにうまく合う過程といえるかもしれない。継続性とは、必要な医療の分断がないことと、連続した一続きの医療がその中で関連を維持していることを意味する（Shortell 1976,Bass and Windle 1972）。継続性の根本的な性質は、過去の所見、評価、決定などの情報の保持と、現在の治療の中でそれらの情報が、治療の目的と方法に沿って安定的に秩序立てて使用されることである。[9] 整合性は、それらの情報が、治療の一貫した方法を達成するために多くの医療者の間で共有されることである。継続性と整合性が高まるのは、責任ができる限り集中して1人の医療者の手にあるか、複数の医療者または医療提供者が関わっている時には責任が合理的で秩序をもって配分または順番に移転がなされる時であると考えられる。また、整合性と継続性は、患者自身の健康問題、病状一般、価値観や期待に対するより良い理解に結びついていると信じられている。これらは全てより良い臨床的決断につながり、患者が医療に有効に参加し満足する確率を上げる。重複が避けられる範囲では、コストも下げられることだろう。これらの結果がそろうならば、患者の価値観に沿った、正味の利益の期待値で定義される医療の質を改善するだろう。

　しかし、少なくとも理論上は医療を継続すればするほど、患者の新しい状況に対して不注意になったり過去の欠落や間違いを継続する、また、望ましいとは言えない医師患者関係が恒常化してしまうようなこともありうる。これらの点を考えると質は継続性と整合性とは独立して定義できると私は思う。しかし、逆に継続性と整合性は医療の質を離れて定義することはできない。もし、継続性が「必要な医療」が中断しないことを意味するのであれば、

この「医療が必要である」との判断は「質」の判断を含むものである。同様に、連続した診療の中で一貫性、秩序立った進展や計画を求めるには、何らかの「合理的な」医療、つまりそれ自身が質を意味するものなしには難しそうである。そのため、少なくとも、継続性と整合性のより根本的な枠組みは、質の概念からは完全には分離しえないのである。[10] もちろん、継続性と整合性がより単純（かつ表面的）に、1つの場所で医療を受けることや1つの場所から次の場所へ円滑に移ることを意味するのであれば、そうでもない。医療に対する責任の継続性と整合性は質の高い医療のために重要な要素ではあるが、明らかに医療の質からは概念上分けて考えることができる。また場合によっては、最初の根本的な間違いがその後の医療の全てを決定してしまい、一貫して固定化されることもありうるわけである。これは論理上、継続性の一種かもしれないが、質の低い医療が提供されることになる。このような継続性は概念上興味深いが、現実には稀であることを望みたい。

　まとめると、利便性、継続性と整合性は医療の質に影響する要素ではあるが、独立したものであるとの立場をとりたい。私は、これが唯一妥当な枠組みだとまでは主張できない。利便性、継続性と整合性を、医療の質定義の統一的な一部分として組み入れることも可能かもしれない。それでも、私がいくつかの概念を区別しておきたいと考えるのは、すでにふくらんでしまっている本稿の対象範囲をできるだけ縮小する必要があるからである。また、区別をはっきりさせておくことは、今後の解析と議論にも役に立つと考えるからである。

患者と医療の質の定義

　患者は、個人あるいは集団として、明らかに多くの面から質の定義に影響している。その1つの例は「健康」と「医療」の定義に何が含まれるのかに影響を与えていることである。一般に、患者はこれらに関してより広い視点を持っていると考えられており、その結果、患者は医療者が提供可能、または提供しようと考えるよりも多くのものを期待する。また、患者は時により

狭い視点で考えることもある。そのような時患者は、医療者が関係ない個人的な事柄に割り込んでくることに抵抗し憤慨する。統合モデルで示されているように、患者は健康への期待される利益とリスクに対する価値判断を決定することを通じて質の定義に影響している。個別的質定義が用いられる場合には、患者は個人として影響し、社会的定義が用いられる場合には、患者は集団として影響を与える。もちろん、患者は医療が提供される過程の対人関係に関する価値観や期待を通じてとても重大な影響を及ぼしている。これらの点から、患者は個人また集団として、質が何を意味するのかを定義する主要な役割を担っていると言える。

　これらの点を全て考慮に入れた上で、患者の満足はしばしば、医療の質の重要な構成要素と考えられている。これは、とても複雑で興味深い現象である。ある意味、患者の満足・不満足は傷の治癒や骨折の整復に対応している。これらは、患者の状態を表しており医療そのものの性質というよりも医療の結果である。満足自体は、心理的健康の一要素として考えることもできる。それならば、得られうる最大の満足を達成することは、医療の目的の１つとなる。

　患者の満足はそれ自体が医療の目的や成果であるばかりでなく、医療の他の目的や結果に影響する要素として考えることもできる。例えば、満足した患者は、医療者により効果的に協力し、医療者のアドバイスに従う確率が高いと言える。満足した患者は再度医療を受けようとするだろうから、患者の満足はアクセスにも影響する。

　患者満足度は医療の質評価において、さらに別の役割がある。つまり満足度は、患者の判断した医療の「良さ」や質と考えることもできるのである。患者による医療の質評価は、専門職による評価と同じではなく、結論も異なるかもしれないが、患者満足度は患者による医療の質評価を（専門家による評価と対応する形で）表していると言える。満足や不満足という形で表された患者の質の評価は、驚くほど詳細にわたることがある。それは、医療の場やアメニティ、技術的な診療、対人関係的な側面、医療の生理的・身体的・心理的・社会的な結果など様々なことに関連しうる。これらの詳細な判断の

主観的なまとめとバランスが、全体的な満足となるのである。

　患者満足度からは、患者の価値観と期待という、患者が最終的な決定者である事項について、医療者がうまく応えたのかどうかの情報がわかるため、満足度は医療の質の評価として根本的な重要性を持つものである。そのため患者満足度の測定は研究、事務管理、計画のための重要な道具である。満足度の非公式な評価は、それぞれの医療者―患者の間のやりとりの中で、さらにもっと重要な役割を持っている。なぜならばこれは、医療者がこの関係を管理しガイドするのに継続的に使えるし、また、最後に患者との関係がどれだけうまくいっていたのかを判断する材料となるからである。しかし、患者満足度で質を測定するには、いくつかの限界もある。患者は一般に医学と技術に関して非常に不完全な知識しか持ち合わせていないため、これらの側面に関する彼らの判断は誤りであることがある。さらに、患者は、専門家の間や社会で禁止されている、あるいは、患者の利益にならないため、すべきではないことを提供するよう要求・期待することもある。しかしながら、これらの限界のために、患者満足度が必ずしも質の測定としての妥当性を失ってしまうわけではない。例えば、もし患者が医学の利益に対して非合理な高い期待を持っていてそれが満たされずに不満だとしたら、これは医療者が患者をうまく教育するのに失敗したからだと言えるだろう。また、患者が望んだ医療を拒否されて不満な場合、その患者が精神的に正常で適切に情報提供がなされているならば、自分自身の利益を最終的に最も適切に判断できるのは患者であり、医療者は主として個々の患者に対して責任を負うべきだとしたら、その拒否の根拠は妥当なものかどうかは疑問視されうる。

　これらの点を総合すると、患者満足度は様々な面で質と関係していると言える。患者満足度が医療の中で1つの独立した利益である範囲において、これは、質の定義で根本的な中核となっている利益と弊害のバランスの中に位置している。また、患者満足度はアクセスや治療方針に対するコンプライアンスに影響するが、そのように他のことに影響し、その対象がもっと直接的に評価できる場合には、質の定義の中で2次的な位置にあると言える。患者満足度が医療の質の判断基準とする場合には、質の定義自体の一部ではない。

しかしながら質の定義の一構成要素つまり、患者の期待と価値観に関連する部分を最もよく反映するものである。

医療者の満足

患者の満足度と釣り合いを取るためには、特に理由がない限り、医療者の満足度が医療の質の定義と関連するのかどうかも考える必要もあるだろう。医療者の総合的な満足度は、医療者が最大限仕事の成果をあげることにつながる要因かもしれない。医療者の満足は患者の満足と同様、一部には、医療者が働いている条件や施設、同僚の医療者の診療、自分自身が提供する診療の一般的または個別ケースにおける「良さ」（つまり質）の判断である。そのため医療者の満足度は、良い医療を提供する因子であるか、または、自らの提供した医療の結果に対して下される判断であると言える。いずれにせよ、それは、「良さ」自体の定義の構成要素とはならない。

この章で議論されたように、質の定義は、患者の利益が増進された程度のみによって決められている。しかしながら、組織全体として生き残り成長するには、医療者の利益にも沿わなければならない。この文脈からは、医療者の満足は組織の機能または性質に関する質の基準となる（Freeborn and Greenlick 1973）。

質の定義の選択

ここまでで私がしてきた分析の結論は、質の定義はいくつか存在、または一つの定義を基本としたいくつかの変種があり、それぞれの定義・変種は適切な文脈や背景において合理的であるということになる。この枠組みは分析には役立つが、公共の政策や個人の行動に役立つものではない。例えば、個人への医療の提供に責任を負っている医療者や、医療者の視点にお墨付きを与える専門学会などが、どの定義を採用するべきかは疑問なままである。とはいえ、私はこの問題を取り上げた関係上、最終結論ではないにしろ、意見

を述べる責任があるように思う。

　健康に対する利益と弊害のバランスが医療の質の定義の本質的な中核である、ということを私は納得している。また、弊害と利益の比較は全ての情報をもった患者か、その代理者の価値判断に沿った形で行うべきであることにも、ある程度確信がある。役に立たない医療を避ける（これは、別にコストも下げる）ことも質の定義の一要素として妥当であると思われる。医療の提供効率はそれ自身重要な点ではあるが、医療者が個々の患者の治療の中で下す決定とは別の要素によって決まる場合には、質の定義から除外されなければならない。健康への利益とリスクに対する社会的な価値判断については、私はもしこれらが個人の価値判断と異なる場合には、医療者の個々の患者に対する忠誠度を弱めてしまわないために除外して考えるべきだと思う。個人の価値判断と異なる社会的な価値評価は特別プログラム、特別給付やその類似の制度など、集団レベルでの資源の配分において考慮されるべきである。その時医療者の責任は、社会的制約と促進要素の枠組みの中で、それぞれの患者に最善を尽くすことになるであろう。

　質の定義の中で唯一本当に問題なのは、健康に対する正味の利益とバランスをとる上での金銭的コストの役割である。現実には医療の質の個別的定義から、金銭的コストを除外するという選択肢はないと私は思う。金銭的コストを考慮に入れるということは、医療者がそれぞれの患者に対して、患者を取り巻く状況で許されることを行うということを意味する。その場合、医療者は患者が医療に対して支払い可能な範囲の手段を全て発見・使用するのを助けたことにより患者への責任を果たしたと言える。このため、不平等、または社会的に最適ではない形で医療が分布する結果になるかもしれないが、この問題は社会的活動によってのみ解決されうるものである。この社会的活動が医療を受けることの管理を含む場合には、医療者の役割はシステムがそれぞれの患者の利益を最大限反映するように、患者の利益の代弁者として社会的に行動することとなるように私は思う。この結果、医療者と社会の管理者の間にどうしても緊張が生まれ、これが、質の個別的定義と社会的定義の対立につながるわけである。

私には、医療の質の個別的定義と社会的定義の矛盾は、直接的、間接的な医療コストを社会が負担し、同時に医療者が人々全体の福利に対して責任を持つことで解決されると思う。そうすれば、我々は倫理的に正当化可能な質の社会的定義を適用することができるようになるだろう。[11] この定義によれば、完全に健康な状態での1人・1年の生存期間は平等な価値を持っている。全ての人は、平等な医療へのアクセスがある一方で、支払い能力に応じた公平な方法で医療の費用を負担するだろう。医療に割り当てられた一定の資源の量の中で全集団にとって最大の幸福をもたらすものが最高の質の医療となるだろう。このような結果を最大限達成すると考えられる診療方針を発見し、教えることが医療教育機関の責任となる。そうなれば、それぞれの個人に提供される医療は、これらの戦略に沿うようになり、質の社会的標準に合致することになるだろう。

　しかし、私はこの極楽的解決が完全に実行可能であるかには確信が持てない。それが実現するまでに、3つの医療の質の定義、つまり、絶対主義的、個別的、社会的定義を同時に適応することによる矛盾に個々の医療者がさらされてしまうことは避けがたいように思える。

1章の注釈

1) 別の見方がブルック（Robert H. Brook）とウイリアムズ（Kathleen N. Williams）によってうまく表現されている。彼らは医療の質を次のように定義した。

$$\text{医療の質} = \text{医療技術} + \text{医療の芸術（Art）} + \text{医療技術と医療の芸術の相互作用} + \text{誤差}$$

　ここでは、医療技術は診断治療過程の適切性を含んでおり、医療の芸術は、医療提供者が患者に医療を提供する際の、やりとりの雰囲気、作法、行動に関連している。相互作用はこれらの2つの側面が単に足し算でないことを強調している。また、誤差項は、質に限らずいかなる概念の測定においてもランダムな誤差があるために、含まれている（Brook and Williams 1975, p.134）。

2）世界保健機関（WHO）のヨーロッパ事務所で準備されている医療サービスの質の確保に関する原稿で、ヴオリ（Hannu Vuori）はこの概念を取り上げて「論理的質」という別の分類とした。彼によれば、「論理的質の概念は情報理論から導かれたものであり、情報が意思決定に到達するまでの効率を言う。診断を確立するのに必要な情報が少なければ少ないほど、論理的質は良い。（中略）情報理論の観点から言えば、情報過多と、無関係の情報は、ただコストがかかるだけでなく、それらが「雑音」を構成するため機能不全を導く可能性がある。論理的質は人材の利用を分析する時にも適用することができる。必要以上の能力のある人物を使うことは活動の論理的質を下げコストを増大させる。（原稿 p.43）。」私自身が倹約精神を尊重するのは、私自身よく知らない情報理論からではなく、私の臨床上の先生による手本と例示からであり、現実を説明するのに余分と考えた全てのものを無情に捨て去るのに倹約の法則（これはオッカムのカミソリとして知られている）を用いたオッカムのウイリアムを多少知っているからにすぎない。訳注5）

3）昨今何人かの研究者が質の定義における金銭的コストの役割について、本質的に似通った枠組みに到達したようである。そのような例の1つは、前注釈で引用したヴオリの原稿の中にも見られる（ヴオリの原稿 p.37-43 参照）。ヴオリは、質の定義にコストを入れた時と除外した時の結果を考慮したことに加えて、最適の質が、純利益とコストの差を最大化するレベルの医療であるのか、コスト当たりの純利益を最大化するレベルの医療であるのかという問題を取り上げた。彼は、明らかに消費者は前者を好み、「生産者」は後者をより好むとした。別の同様の枠組みはハヴィガースト（Clark C. Havighurst）とブルームスタイン（James F. Blumstein）によって考案された。彼らは、金銭的コストを質の定義に含めるだけではなく、私的コストを社会的コストから区別することによる健康政策上の違いを強調した（Havighurst and Blumstein 1975, p.15-20）。

4）このような実証研究の良い例の1つに、肺がん患者が未来の利益と短期的に起こるリスクを比較した時の価値評価が、どのように外科手術と放射線治療の選択に影響するのかを示したマクニール（Barbara J. Mcneil）らの論文がある。

訳注5）14世紀イギリスの哲学者で、理論構築上不必要な重複は避けるべきであるという原則を提唱した。論理学大全、自由討論集7巻などの著作がある。

5）注釈2）3）で引用した文献の中でヴオリは「関係者にとっての経済的要素の意義を除外した」場合の質のスタンダードを記述するのに「絶対的質」という言葉を使用している。

6）私には「絶対主義的」定義も、技術的問題に対する技術的解決という意味でのみ道徳的に中立であると思える。しかし、最適の解決法を見つけなければならないという主張は、医療専門家の間での普遍的かつ疑われることのない規範であるが故に、道徳的な選択として関知されないものの、ある一定の道徳的な立場を表している。

7）ブルックはこの問題について以下のように述べている。「医療の質という言葉は曖昧で、様々な感情で上塗りされている。この言葉を生活の質と同義に使う人々もいる。この場合は、自由、幸福、個人の自立のようなことが医療の質の構成要素となっていることを意味している。そのため、妥当な質測定は全てこれらの異なる要素を考慮に入れなければならない。そこで、この論文の目的のためには、医療システムによって変化しうる健康要素の測定のみを医療の質の指標として考えることにする。そうすることで医療の質は生活の質とは異なることになる」（Brook 1973, p.114-115）。ブルックも私も医療の質は生活の質と同一の広がりを持つものではないということで同意すると私は思う。しかしながら、私は、生活の質の側面を構成要素に含める必要性をもう少し強調したい。さらに、生活の質の一部である性質、例えば自立を保つことや自尊心は医師と患者関係で望ましい性質であり、このため、医療の質の定義の一部となる。

8）この枠組み、つまり社会組織的・地理的な利便性を応用した場合のより詳細な議論は Donabedian 1973, p.419-56 参照。

9）過去の情報の保存・認識・使用を継続性と整合性の指標として使う研究については、Starfield ら 1976 と 1977、Simborg ら 1976 を参照。

10）私はバス（Rosalyn D. Bass）とウィンデル（Charles Windle）、及びショーテル（Stephen M. Shortell）はこの種の困難に行きあたってしまっていると思う。バスとウィンデルは「医療の継続性を過去と現在の診療が、患者の治療必要性に合致した形で、関連し合っていることであると定義した」と言っている（Bass and

Windle 1972, p.111)。ショーテルによれば、「医療の継続性は、医療が患者の診療ニーズと合致して整合性を保ち中断のない連続イベントとして提供された程度である」と定義できる（Shortell 1976, p.378）。これらの定義は両方とも、医療が患者のニーズに適合しているということを前提にしている。しかし、そうした時、継続性は定義上、いつも良いものであり、質と必然的に結びつく。この結合を分解するためには、「過去と現在の診療の関連」を示す「整合性がとれて中断なく連続されたイベント」が患者の必要性に適切に関連している必然はないことを考えなければならない。この唯一の方法は、内的整合性はありながら診療上間違っている、中断のない医療が存在する可能性を認めることである。

11）この仮定の意義と結果は Donabedian 1973 の p.136-192 で議論している。

1 章の参考文献

Bass, R.D., and Windle, C.,"Continuity of Care; An Approach to Measurement." American Journal of Psychiatry 129 (1972):110-15.

Brook, R.H.,"Critical Issues in the Assessment of Quality of Care and Their Relationship to HMOs." Journal of Medical Education 48 (1973):114-34.

—————, and Williams, K.N.,"Quality of Health Care for the Disadvantaged." Journal of Community Health 1 (1975):132-56.

Deniston, O.L.; Rosenstock, I.M.; and Getting, V.A.;"Evaluation of Program Effectiveness." Public Health Reports 83 (1968):323-35. [1968a in text]

—————,Rosenstock, LM,; Welch, W.; and Getting, V.A.;"Evaluation of Program Efficiency." Public Health Reports 83 (1968):603-10. [1968b in text]

Donabedian, A., Aspects of Medical Care Administration: Specifying Requirements for Health Care. Cambridge, Mass.: Harvard University Press, for the Commonwealth Fund, 1973. 649 pp.

Freeborn, D.K., and Greenlick, M.R.,"Evaluation of the Performance of Ambulatory Care Systems: Research Requirements and Opportunities." Supplement to Medical Care 11 (1973):68-75.

Havighurst, C.C., and Blumstein, J.F.,"Coping with Quality/Cost Trade-Offs in Medical Care: The Role of PSROs." Northwestern University Law Review 70

(1975):6-68.

McNeil, B.J.; Weichselbaum, R.; and Pauker, S.G.; "Fallacy of the Five-Year Survival in Lung Cancer." New England Journal of Medicine 299 (1978):1397-1401.

Shortell, S.M., "Continuity of Medical Care; Conceptualization and Measurement." Medical Care 14 (1976):377-91.

Simborg, D,W.; Starfield, B.H.; Horn, S.D.; and Yourtee, S.A.; "Information Factors Affecting Problem Follow-Up in Ambulatory Care." Medical Care 14 (1976):848-56.

Starfield, B.H.; Simborg, D.W.; Horn, S.D.; and Yourtee, S.A.; "Continuity and Coordination in Primary Care: Their Achievement and Utility." Medical Care 14 (1976):625-36.

——————,Simborg, D.; Johns, C.; and Horn, S.; "Coordination of Care and Its Relationship to Continuity and Medical Records." Medical Care 15 (1977):929-38.

Vuori, H., "Quality Assurance of Health Services." Unpublished manuscript, March 23, 1978. (To be published by the World Health Organization, Regional Office for Europe, Copenhagen.)

2章　質の定義：実証的調査研究

　質とは何を意味するのか、また何を意味するべきなのかという問題に対する意見には、大なり小なり非現実的なものがあり、私自身の意見もその1つかもしれない。患者、臨床家、そして政策立案者が、必要に応じて質をどう定義するのか、また彼らの実際の行動からどのような定義が導かれるのかに対して、最大限注意が向けられていれば良いのだが、実際はそうではない。これら全ての定義とそれらの類似点・相違点は、医療の受診・提供・構築に重要な要素となることは間違いない。この題材を直接扱った研究は少ないものの、全部が無視しているわけではなく、少しだけ触れた研究は非常に数多く存在する。この章では、この問題に触れた研究を一部のみではあるが検討し、それぞれの研究の中で質の定義に関する部分を見ていこうと思う。今の時点ではそれを越えて踏み込むことはできないが、どのように彼らが質の定義を導き出したのか明確にするためには、患者や医療者の意見を扱ったより多くの文献をより完全に吟味することができたならば、それは役に立つだろうと思う。

患者の視点からの質

　一般の人が医療の質は何を意味すると思うかを問われることはめったにない。この質問は通常、間接的に尋ねられる。例えば、良い医師、看護師、医療機関とは何か？悪い医師、看護師、医療機関は？自分の医師、看護師、医療機関のどこが好きでどこが嫌いか？という具合である。そのため医療提供者の性質に関するこれらの意見から、提供された医療の「良さ」の内容を導く必要がある。この作業をより単純化するために、研究上は通常回答者はしばしば、これらの特性のリストを提供され、それら全てをランク付け、または、いくつか選択するように求められる。こういう方法がとられる時には、質の概念の内容と範囲についての質問者の考えが回答者に制限をかけることがあ

る。さらに、選択肢が表現している言語を回答者がどう解釈するかで回答が影響される。また、この種の研究は、しばしば特殊な状況の特定の集団を対象にしている。そのような場合には結果がどれほど一般化できるかは明らかではない。

　患者が良い医師や施設をどう見るかの文献の多くは、疾患の技術的管理と医師患者関係の管理を比べて、どちらが相対的に重要であるかに関するものである。1950年代はじめ、社会学者のローズ・ラウブ・コーザー（Rose Laub Coser）は、合衆国東部の大都市にある「マウント・ヘルモン」病院の内科・外科病棟で、臨床的な権威を表現する白衣を着て、彼女が考えるところの「中立的な」観察者となって、[訳注6]研究を行った。さらに、彼女は51人の患者と退院時に「標準化面接」を行った。結果、患者が病院にどのように適応していくのかと、患者が自分の医師や看護師に対してどう思っているのかについて貴重な報告がなされた（Coser 1956, 1962）。

　コーザーが「あなたは良い医師とはどのようなものと考えますか？」と聞いた時、患者の回答は2つのやや独立したグループに分類されるようだった。半数よりやや多めの患者は「良い医師」とは親切・愛情・安心を提供する人であると考えていた。「親切に話をし」関心を持ち、いい気分にさせてくれる、または、何でも知っていて何でもできるからその医師の手に任せておいて患者は安心に思う。一方で半分よりやや少なめの患者は、対照的に医師の「科学的、専門的能力」に重きを置いていた。同様に病院についても患者は考え方が分かれていた。病院とは疾病の治療だけを行う目的の場所であると考えている人々もいれば、また彼らが大切に世話をしてもらうところであり、楽しくて離れるのが嫌な「自宅外の第2の家」のように考えている人々もいた。「良い患者とはどういうものですか？」という質問に対する回答にも同じように2つの類型が見られた。半数あまりが、良い患者とはある程度自立的であるべきであると考えており、残りの大多数は良い患者とは完全に従順なも

訳注6）おそらく、ここで著者は白衣を着ているにもかかわらず「中立」としているところに皮肉を込めていると思われる。

のだと考えていた。コーザーによれば最も重要なのは、これら2系統の回答がばらばらに観察されたものではなく、お互い関連して総合的に患者を2タイプに分類できると考えられたことである。一方のグループは、病院とは、病気に対して看病するという役割はあるレベルで限られていて、医師の良さを技術的専門的な面から定義し、患者を自立的な存在と考えている。もう一方のグループは、病院を自宅とは別の、時に自宅よりも良い家と考えており、医師の良さとは親切・親身であるかで決まり、患者自身のとるべき態度はまったく疑いをもたない完全な受け身の状態と考えている。

　コーザーの研究は注目に値する感性と洞察を示しているが、彼女の結論を一般化して当てはめることができるかどうかについては疑問が残る。彼女の研究サンプルは、報告によれば一般的に高齢で貧しく、東ヨーロッパ出身のユダヤ人で、「彼らの」病院は彼らにとってなじみでなく、医師とは社会的に壁があり、彼らを取り巻く外世界におきている急速な生活方法の変化から隔離されている、という特徴があり、それが結果に影響しているかもしれない。

　コーザーのグループ分けを支持する所見を、エルサレムのハダッサ病院におけるシロー（Alion Shiloh）の研究にも見ることができる（Shiloh 1965）。病院でのよくある状況を描いた4つのスケッチのそれぞれで何が起こっているのかの問いに対する回答によって、シローは患者を「平等主義的」、「階級主義的」と呼べる2種類のグループに分けられると考えた。平等主義的という分類に入る患者は、自分自身を病院と対等なパートナーと考えており、彼らの病状について情報提供され、意思決定に参加することを期待している。彼らは医療の技術的な側面に満足するが、その技術的側面が「非人間的だったり、意思伝達がうまくいかない中で行われたりする」ことには批判的である。そして、医療を受ける側が、受動的になることには激しい怒りを覚える。彼らは、騒音、衛生面の不備、食事がまずいことなど、病院の環境に不平を言う。また、家に帰ることを心待ちにしている。それとは対照的に「階級主義的」な患者は受動的で、治療とは感謝して受けるものだと思っている。彼らは病院の専門技術的な設備に驚嘆し、娯楽設備や快適さを喜んでいるた

め、急いで退院しようとすることもなく、早期に退院することをかえって心配する。さらに、多くは家族、金銭などの個人的な問題を抱えており、病院がその解決を助けてくれることを期待している。

　患者がこのように2つのタイプに分かれる場合には、医療者が自分の診療スタイルをそれぞれのタイプに合わせること（または、それぞれのタイプの患者をそれぞれのタイプの医療者に割り当てること）が、この本の最初の章で議論したように、当然個別的な質の定義の重要な要素となるに違いない。しかしながら、他の研究者はこの区別を探索しなかったか、してみたがこのような区別は見られなかったとしている。そのような例の1つにニューヨーク州ブロンクスでの、入院料前払いグループのメンバーを対象とした古典的研究がある（Freidson 1961）。[訳注7] このグループの会員には、教職員や専門職から、義務教育のみしか終えていない準熟練工まで様々な教育レベルや職業の人々が含まれていた。半数ほどがユダヤ人であり、残りのほとんどはカトリックかプロテスタントで、さらに、イタリア人、アイルランド人も少数含まれていた。これらの人々は背景的、性格的に伝統的な中産階級で、見知らぬ人々には懐疑的で、人に命令されることを嫌っていた。彼らは独立と倹約、強迫的なまでに清潔を重んじていた。彼らは健康について心配しており、多少の病気についても、特に子供の病気については、非常に心配し興奮しがちであった。これらの特徴の多くから考えると、フリードソン（Eliot Friedson）の研究対象となった人々は大多数のアメリカ人とは違わないかもしれない。しかし、実際はこれらの人々が前払い診療グループの会員に入っていることから、これらの人々はそうではなくても、状況的には少し非典型的である。

　この状況下で、フリードソンは、会員の代表サンプルに正式な質問紙をわたし、選択肢を選ばせた。例えば彼は「もし、グループの中で1人の医師を選ばなければならないとしたら、どのような医師を選びますか？」と質問した。回答では「最も賢く最高の医師を選ぶ。私は、親身になってくれるかど

訳注7）この前払いグループの仕組みについては前章訳注4を参照。この時代、前払い保険は米国でもまだ主流とはいえなかった。

うかはあまり気にしない」との選択肢と、「最も良い人間性を持っており、私個人に最も親身になってくれる人」との選択肢が用意された。残念なことに、回答者の何割がこれらの2つの選択肢を選んだのかの情報は報告されていない。しかし、この選択肢のどちらも選ばずに「その他」という第3の選択肢を選んだ人は15％しかいなかった。[1] しかしながら、「最も賢くて最高」と「最も親身になってくれる」という2極のどちらかを選択したということは、医療の質に関して根本的に異なる考え方を持った2種類の患者がいるということを必ずしも意味しない。特に組織が「良い医師」を募集することを重視している場合にそうである。これらの回答は、せいぜい多少能力が勝っていることを多少親身さを強く持っていることと比較してこちらのほうが良い、と言っているにすぎないかもしれない。36家族と集中的に面接し、何ヶ月にもわたって患者と医師を観察した結果、フリードソン自身の結論は、現実的には、人々は「親身さ」と「能力」の両方を望むということであった。そして、親身さと能力という2つの特性は区別可能な概念であり、別々に議論することも可能であるが、患者にとっては一方がなくて他方が存在することはありえないとも言える。ある意味、親身になってくれるということは、医師の能力が完全に患者のために使われているという保証である。明らかにこの解釈は1章で記述した統合モデルによく適合している。そして、「親身さ」と「能力」という題目に何を分類するのかをさらに探求すると、患者は、期待通り、高度に個別化された医療の質の定義に賛成することが示される。[2]

　患者が彼らの医師とその診療に何を望んでおり重視するかにおけるフリードソンの研究は主に、例えば人々がどの医師が好きでどの医師を好きでないという時の理由や、ある場所では継続して診療を受けたけれども他のところではすぐにやめてしまった理由などを含め、自分たちの前払い保険やその他の場所での医療経験を自由に話すという長い面接を元に医療の質の概念を再現したものである。[3] 患者にとって「親身さ」とは、医師が患者を固有のアイデンティティを持った人間として尊重し、個別の問題に対処する上で個々に合ったやり方を用いているということを意味する。患者によって「冗談を言うような親密さ」を喜ぶ者もいれば、敬意をもった遠慮のある態度を重要

視する者もいる。しかし、皆、機械的、繰り返し的な非人間的な扱いには反対する。医師が時間をかけ慎重で注意深いのが、親身である証拠であり、「ぶっきらぼう」、「無愛想」で患者を「いいかげん」に扱い、せかすように診察室を出入りさせる医師を嫌う。コミュニケーションは親身さの条件として重要である。医師は喜んで時間をとって質問を聞き、答え、説明しなければならない。対等な関係は、また別の条件である。患者は、医師が選択肢を説明すれば知性のある選択をすることができる1人の人として礼と尊敬を持って扱われることを期待しているのである（p.39）。

　フリードソンによれば、「患者は全ての医師は最低限の能力を持ち合わせていると仮定して」おり、その能力の発揮の程度を心配している。患者は自分たちのために医師が能力を完全に使ってくれるのかに、より関心があるようである。つまり問題は、医師に知識が欠けていることよりも、医師が知識をまじめに患者のために使わないことのようである。医師の行動を判断するために、患者は「能力」を発揮しているかどうかを示す医師の様々な行動を観察する。ある患者は、親身さを示す行動の有無で判断しようとする。つまり、患者が情報を提供する能力を尊重しているか、患者に注意を払っているかどうか、慎重さ、完全さ、患者の経過や身体所見をとるのに十分な時間をかけるか、などを主に指標として判断するわけである。また、病気や医療に経験豊富な患者は、ある状況に対してある特定の質問、診察、処置があるかどうか、例えばアレルギーがあった時に食物の摂取歴を尋ねるか、パッチテストをするか、または胸痛があった時に心電図をとるかなどを見ている。医師の能力そのもの、またはそれが患者のために使われているのかどうかは、「客観的」テストの量、つまり、血圧測定、レントゲン、心電図、血液検査などの量に表れていると考える患者もいる。前払いの保険でこれらの検査がまかなわれている場合、この傾向は特に強くなる[訳注8]。

訳注8）前払い保険の場合、出来高払いと違って検査や診療の量によって患者の負担や保険の支払いはあまり増加せず、医療施設の持ち出しになるため、医療施設には診療サービスを抑える動機付けが存在するとともに、患者にはより多くのサービスを受けたいという動機付けが存在する。

良い医師はある限度内の不確実さを認めながらも、観察、検査、専門家への紹介などを通じて真の状態を確かめるために数段階多く行動を重ねる。そのような医師はしっかりとした根拠もなく「心配いりません」とか「どこも悪くありません」とは言わない。それが患者にもわかるというわけである。そのような医師はまた、不快感や危険を伴う治療、特に手術を避けるだろう。大体において、良い医師は活動的で、必要とされる対処のみを行う。さらに、良い医師の治療による結果は、患者が思う妥当な期間内に明らかになる。

　以上をまとめると、フリードソンの研究に参加した人々は、医療の質を医師の行動、または、提供された診療の特性によって定義しており、これらが親身さや能力を表していると感じている。親身さと能力は、個々の患者のニーズ、期待、好みを考慮し、細かく個別対応させて医学知識を適用するための必要条件であり、お互いに関連している。これらの個別性を考慮した姿勢は医療の質の「個別的定義」に合致しており、明らかに1章で記述した統合モデルによく適合している。しかしながら、前払いシステムの下で多くの検査や処置を行うことが高い能力と見なされる以外には、金銭的コストを考慮していない点は確実な相違点である。もしかすると、より根本的な違いは、この研究の患者が医師について話す中で、医師の行動の望ましい性質と患者の健康と福利に対する結果の関係が強調されていないことかもしれない。しかしこれは表面上の違いでしかなく、報告された結果から、望ましいとされた特性や行動に価値があるのは、それらが患者の福利に貢献するからだと結論してもかまわないと私は思う。

　フリードソンによって明らかにされた良い医療の性質は、多くの研究で様々な組み合わせで採用されている。しかし、親身さと能力が本質的に等しく不可分な分類であると彼が結論したからといって、これらを分離して考え、どのような患者にはどちらがより重要なのかを探ることに対する探求が止まることはなかった。このテーマはカートライト（Ann Cartwright）がさらに研究しており、彼の研究は外国の異なる医療システムでの状況について興味深い結果を出している（Cartwright 1967, p.5-9）。これは、イギリスの総

合診療^{訳注9）}を対象とした研究であり、イングランドとウェールズの住民の代表サンプルに対して1964年の夏に面接して得られたものだ。

　研究対象者は「あなたが登録した総合診療医について良いと思う点は、または、総合診療医の質とは何ですか？」という質問をされた。回答は研究者によって**表2－1**のように分類された。面接を受けた者のうち84％は総合診療医のマナーや人格について触れ、67％は総合診療医が患者を診る方法を挙げた。14％はこれら2つの分類にどちらも単独で当てはまらない事柄を挙げ、4％は批判のみ、あるいは医師に関して感謝することは特別思い出せないと答えた。さらに参加者は「自分の総合診療医には無いが、通常、総合診療医が備えていなければならないと感ずる事項があるか」と質問された。4分の3はそのような事柄はないと答え、5分の1は何かしらの批判事項があると答え、残りは、そのようなことがあるとは思えない、または知らないと答えた。この5分の1の、自分たちの医師に何かが欠けていると答えた人々の中では、6％が彼らの医師は働きすぎでたくさんの患者を診すぎていると言い、5％が医師は話を聞いてくれないことがあると言い、2％は物事を適切に扱わないと言い、5％は医師のマナーに関して批判を述べ、3％は個別の不満があった例を挙げた。

　ひょっとすると、この研究で最も注目すべきなのはこれほど多くの人が自分の医師に対して欠けている事柄を思いつかなかったということかもしれない。これはアメリカでも見られる医療に対する高い満足度に通ずるところがあるのかもしれない。しかし、これらの結果は医療の質に対する一般人の感覚に関する情報を提供しているとはいえ、質そのものの定義に関係が深いわけではない。医療の質の定義に関しては、フリードソンの分類上の「親身さ」に相当する、対人関係の管理に関して多くの人々が強調していたのは明らかである。しかし、価値のある特性として挙げられる相対的な頻度から、技術的な質が一般人には重要性が薄いと結論するのは間違いであろう。それより

訳注9）イギリスでは、全ての国民がその地域の総合診療施設のひとつと契約し、全ての初期医療をそこで受けるシステムになっている。専門家や高度医療を受けるためには総合医が必要と認め紹介しなければ受診できないという仕組みである。

表2-1

「あなたの登録した総合診療医について良いと思う点、または、総合診療医の質とは何ですか?」という質問への回答と、その特徴について言及した回答者の割合
(England and Wales 1964.)

性　質	回答者の割合（%）
A．総合医のマナーや人格について	84
思いやりがある、親切、共感してくれる、親しみやすい	24
愛想が良い、または"家庭的"	18
感じの良い、とても良い人といったより漠然とした特徴	15
耳を貸す、忍耐力がある、時間をかける	14
率直、正直、きっぱりとしている	12
子供の扱いがうまい	9
信頼できる	6
説明してくれる	4
B．総合診療医が患者を診る方法について	67
有能、医学知識をよく知っている、仕事ができる	22
すぐに、文句を言わずに訪問してくれる	19
綿密、入念	12
すぐに病院を紹介してくれる	5
C．混合：マナーまたは診療に関連したこと	14
D．批判のみ、または特別良いところは思い出せない	4

出典：Cartwright 1967, p.5-7.

も多くの人々は医師が技術的能力を通常持っていると考えており、医師の間で明らかに大きく差がある他の特徴がより目立って比較の基準となっているのであるとの説明の方に説得力があるものである。

イギリスにおけるカートライトの研究にある意味対応するアメリカの研究は、1955年夏に全国民の成人の代表サンプルに対して行われた調査だろう（Feldman 1966）。インタビューでされた多くの質問の中には、医師の19の性質を挙げ、回答者に「あなたが最も好きなタイプの医師を表す4～5個の特性」を選ばせ、さらに、「最も好きでない医師が持つ性質を4～5個」選ぶように求めるものがあった。残念ながら、回答選択肢が準備されていることで、回答範囲が制限された可能性があるだけでなく、フェルドマン（Jacob J. Feldman）が提供した医師の性質の記述には質の概念に直接関連した項目は少ししか含まれていなかった。さらに、結果の全部は報告されていなかった。しかしながら、望ましい性質として、62%の回答者が「時間をかける」という語句を選び、56%の回答者が「非常に最新の知識を持っている」を選んだ。そして、望ましくない性質として50%の回答者が「やり方が古い」を選んだ。ここから、医療の質は大多数ではないにしても、多くの人にとって、技術的な能力に加えて患者のためにその能力を喜んで使うことに関係していると言うことができる。[4]

医療の質の定義に対しては本質的ではないかもしれないが私が注目しないわけにはいかないのは、フェルドマンの調査ではカートライトの調査と同様、面接者は回答者に十分に考える時間を与え、回答者が医療に対して満足していない「ほんの些細なことでも」尋ねるように事前に指示されていたにも関わらず、結果は受けた医療に圧倒的多数が満足していたことである。面接調査者の質問が患者の不満を洗い出すようなものだったにも関わらず、回答者のうち89%は「完全に満足している」と回答し、たった11%しか「完全に満足しているわけではない」と答えなかった。フェルドマンはこのことから、人々がこれまでに受けている医療の質に圧倒的に満足しているとする以外に解釈ができないと結論している（Feldman 1966, p.85）。

1975年の秋と1976年の冬と、より最近行われた全国調査の速報による

と、状況はあまり変わっていない（Robert Wood Johnson Foundation 1978）。この調査では88％が最近受けた医師の診察に満足しており、87％がその時に受けた医療の質に満足している。自己負担額についての満足度が最低（60％）で、次に低かったのが医師に会うための待ち時間について（72％）であった。しかし、これらの高い満足度にも関わらず、「今日のアメリカの医療は危機にある」という文には61％が「同意する」と答え、26％が、「わからない」と回答、「同意しない」と回答したのはたった13％であった。この目立った矛盾はいまだに説明がついていない。なぜ、この医療に対する一般的な見方が、個々人の医療を受けた経験の総合から予想されるものと、ここまで異なるのかは疑問であろう。

　大規模な調査から一転して、病院施設でのもっと集中的な調査では、ケース・ウエスタン・リザーブ大学の外来部門における、施設や組織の変化の前後でのスタッフと患者の意見を調べたサスマン（Marvin B. Sussman）の面白い研究がある。この研究における外来の患者は長期的な疾患の治療を受けており、様々な質問と同時に、「良い医師」の条件を記述するように求められた。対人関係やコミュニケーションの技術のみを挙げたのは患者の49.1％であり、技術的能力のみを述べたのは26.6％、両方に触れたのは24.3％であった（Sussman et al. 1967, Table3, p.50）。これらの結果は対人関係の扱いが重視されているという点でカートライトの結果と共通するものであり、（対人関係、技術的能力の）「両方」を重視する人が多数存在したという意味では異なるものの、これら2つの異なる方向性を示したという点で、コーザーの研究とも通ずるものがある。コーザーの研究と同じように、サスマンらの研究はとても特殊な施設での調査である。この外来の患者は長期的な慢性疾患を持っており、一般人口と比べて黒人、女性、65歳以上、無職、貧困層、配偶者と離婚、死別、別居の比率が高かった。そのため、これらの所見を一般化するには大変慎重にならなければならない。また、外来施設や提供されている医療を評価するように患者が求められた時、少し異なった全体像が浮かび上がった。

　この研究では主に長期的な疾患を診療している外来施設における患者は

10項目のチェックリストを提示され「良い外来診療に最も重要な事柄3つを挙げる」ように求められた。結果は表2－2に示されている。彼らは、よく訓練された医師と来院のたびに同じ医師にかかることの両方に同程度の高い重要性を示した。親身さと医療の快適さについてのいくつかの点が重視されているのは特筆に値する。残念ながら、私の言う「技術的な医療の質」が、「よく訓練された」という表現が患者にとって持つ意味と同じものであるかは定かではない。もっと重要なのは3つの選択肢を選ぶように求められて、なぜ全員が「よく訓練された医師」を3つのうちの1つに挙げなかったのかは不思議なことに違いない。

表2－2

主に長期的な患者を診療している外来施設における、良い外来施設の最も重要な事柄と、それを選んだ患者の割合

(ケースウェスタンリザーブ大学、クリーブランド　1961.)

クリニックの機能	回答者の割合（%）
よく訓練された医師	59.2
来院のたびに同じ医師にかかること	59.2
病気について話したことにおけるプライバシー	34.0
公正な診療料金	32.3
医師に会うまでの待ち時間	27.1
医師からの情報	27.1

出典：Sussman et al. 1967, Table 21, p.92. 許可を得て複製。

　チェックリストの以下の3項目を選んだのは患者の20%未満だった。良いトイレ、感じの良いスタッフ、快適な待合室。

外来施設とその提供する診療に対する満足の構成要素と関連要素を分析した研究からはさらに情報が得られる。[5] ここでは、患者らは診療所に対する総合的な意見を尋ねられ、42.8％が大変満足している、43.9％が満足している、6.5％があきらめている、5.5％が不満である、1.3％がわからないと答えた。また、彼らは、外来診療の数多くの機能について意見を聞かれ、それらの意見と総合的満足度の関係が調査された。この、22変数と総合的満足度との関連を調べた重回帰分析では2つのまとまった評価の側面が明らかになった。そのうちの1つは「外来の環境」に関するものであり、待合室や待合室の椅子に対する患者の評価、トイレの便利さ、医師に会うまでの待ち時間、最近の外来受診での外来施設滞在時間などで構成されていた。もう1つの側面は、「外来受診の治療的側面」に関するものであり、医師への患者の評価、医師の患者に対する親身さ、患者の医師への割りあて、その診療所の提供する診療や診療機器の質から構成されていた。技術的な成績や対人関係的な対応というものが、フリードソンの枠組みからもわかるように、ひとまとまりの側面となっており、1章での表現を借りるならば「アメニティ」がもう一方の側面を形成している。これらの二つの側面のそれぞれに対する患者の視点を二つの指標として集約したときには、両方が全体的な満足度と統計学的有意に関連していたが、治療の側面のほうがより強く満足度と関連していた。先に触れた22の変数それぞれの全体的満足度に対する別個の効果を重回帰分析により決定することで、より詳しい吟味が可能であるが、最も重要な単一の要素は診療所における診療内容に対する納得であった。そこで研究者たちは、「外来患者は、診療所の環境やそこに至る順序よりも、診療の質そのものにはるかに大きな重点を置いているというかなりの証拠がある」と結論している（Sussman 他 1967, p.73）。
　つまり、外来患者は診療施設のアメニティを別のより重要な診療の質の内容から区別でき、医学的能力がそれぞれの患者のためにどれほど使われるかに彼らにとっての質が存在し、能力と親身さの2つでは、外来環境では、後者のほうが得難いものであると考えていると結論して問題ないかもしれない。

オクラホマ大学病院で行われた、別の外来患者の調査結果から似たような解釈が可能かもしれない（Fisher 1971）。この研究では、患者らは15の外来診療の要素を提示され、それぞれについて、「最も重要」、「重要」、「あれば良い」のどれかを選ぶように求められた。「最も重要」とされたのは、良い医師、よく訓練されたスタッフ、医師からの情報であり、[6]「重要」とされたのは、（医療者の）患者に対する親身さ、感じの良いスタッフ、病気のことを話す時のプライバシーであり、一方、子供の遊び場、便利の良い食事施設、心地の良い待合室といった事柄は一貫して低めに評価された。しかし、ここでも、必ずしも「良い医師」が「技術的に能力が高い」ことを意味するとは言えない。というのは、「良い医師」とは何かという問いに対し、患者らは「患者に個人として親身になってくれること」、「高い技術を持ち、漏れがない」、「物事をよく説明してくれる」といった要素を挙げたからである。さらには、外来診療への満足度には、医師に患者への親身さが見られたかどうかのほうが、どれだけ良くなったと感じるか、または病状がどれほど適切に説明してもらえたかよりも強く相関していたからである。これらの曖昧さのため、フリードソンが考えた通り、能力と親身さは同じくらい重要で、双方とも良い診療に関連した要素であり、どちらかをより強調した回答も、相対的に一方をより重要と感じていることを反映しているというより、患者が現に置かれた状況で、どちらがより大きな弱点であるかを表していると考えるのがおそらく適切と思われる。

　これまで吟味した外来患者での研究では、特定の外来施設の性質と全体の満足度との相関が、外来におけるそれぞれの性質の重要性を示すものとされてきた。それと同じような考え方が、人々が医師や診療一般を判断する際に、どのような性質を使って判断しているのか調査をするのに使われてきた（Ware and Snyder 1975）。ある研究では医師の行動や医療システムの性質に関する22の側面を表す80の項目から成る質問紙が作成された。この質問紙を使って南イリノイの3つの郡の代表サンプルに対して、自宅で自記式の方法で調査が行われた。このサンプルには、貧困者、高齢者、女性が多かった。これらの項目をより基礎的な分類にわけるために、まずは同じ分類内で

は相互に高い関連があるが、他の分類の項目とは関連が小さくなるようにふりわけられた。この作業により項目は 20 の「検証済み分類」にまとめられた。次にこれら 20 分類それぞれの中でアイテムの平均スコアに基づく因子分析を行い 4 つの因子が明らかになった。これらは、表 2 − 3 に示されている。ここでは当然のことながら、すでに何度も出てきた言葉に再会することになる。これらのうち、「継続性・利便性」、「アクセス」、そして、「利用可能施設」は医療の質に原因と結果として関連している条件という分類にできるだろう。もう 1 つの要素である「医師の行動」は私が 1 章で使った質の中核の定義に近いものである。これは本質的に、「全ての情報を得た消費者の判断による、医療のもたらしうる純効果が最大化するような医療者の行動」と言うことができる。この研究論文の著者は、分析上「キュア」と「ケア」の項目は区別できず、1 つの要素にまとまってしまった。また、これらのうち多くの項目は第Ⅲ因子、第Ⅳ因子[訳注10]に大きくまとめられてしまったことにも注目している。著者らは、この現象から、患者が自分たちの医師または医療サービスに対して好ましい、または好ましくない姿勢をある程度一般化していることを示していると考えた（参照文献 p.679）。

　いくらか似たような結果がハルカ（Barbara S. Hulka）らからも報告されている。彼女らはスケールを使って、項目を（1）医師の人間的な質、（2）職業的な能力、（3）コストと利便性という 3 つの視点に分類した。ある研究で、一般に低所得者と教育をあまり受けていない者を対象に、自分たちが受診した医師と医療に対する意見を聞いたところ、これら 3 つの視点は有意に相関していたが、明らかに人間的な質と職業的な能力に対する相関が他の相関よりも高かった（Hulka 1971）。後に行われた、より一般人に近いサンプルを対象にした研究でも、これらの 3 視点がお互いに関連していることが確

訳注10）因子分析は、多数の項目を少数の因子の組み合わせで説明し分類する統計手法である。例えば「階段を走って上れる」、「5kg の米袋を持ち上げられる」、といった事項は、身体機能の因子で説明でき、「物事に驚かない」、「いつも多方面から物事を検討する」、という態度は「冷静な性格」という因子で説明できる。これらの分類を統計的に示す手法であり、結果として因子が抽出されて、その解釈で意味づけを考える作業に続く。
ここで第Ⅲ因子とは「継続性・利便性」第Ⅳ因子とは「アクセス」のことを指す。

表 2 − 3

アンケートの回答の解析から導き出された医師と医療サービスに対する考え方についての因子とそれらを構成する項目（南イリノイの3つの郡、1973.）

因子と項目	説明された分散の割合
Ⅰ．医師の行動	30%
A．"キュア"の機能	
情報の提供	
予防策	
完全	
経過観察治療	
慎重さ（判断力）	
B．"ケア"の機能	
安心させてくれる	
感情を考慮してくれる	
礼儀正しさと敬意	
Ⅱ．利用可能施設	
病院がある（併設されている）	
専門医がいる	
主治医がいる	
事務設備を完備している	21%
Ⅲ．継続性・利便性	
治療の継続性	
定まった主治医	
サービスの利便性	24%
Ⅳ．アクセス	
治療の金銭的コスト	
緊急治療	
支払い手段	
医療保険の担保範囲	
健康診断の容易さ	25%

出典：Ware and Snyder 1975, Table 4, p.677.

　表の"項目"は80の質問のより詳細なリストを集めてまとめたもの。
　私がそれぞれの項目を1つずつ因子にわりあてた。

かめられたが、ここでは、どの組み合わせも他の組み合わせより相関が特に強いということはなかった（Zyzanskiら 1974, Hulkaら 1975）。これらの研究者によれば、これらの正の相関は、ある種の「後光」効果によるもので、総合的に医療に対して良い印象を持っている患者は、全ての要素に対して良く答えるという傾向を反映しているものだという。[訳注11)]

　この章で検討した研究の多くは、私がこの本の中で作り上げた枠組みに当てはまっている。ウェアとシュナイダーや、ハルカらによって「キュア」と「ケア」と呼ばれた要素はそれぞれ技術的要素と対人関係的要素に相当する。そして、これらの一方の要素が存在することによって後光がさすようにもう一方へもその影響が広がっていくということは、医療の質を定義する統合的モデルにうまく沿っている。また、本章の前半でふれた、技術的能力と人間的関心（親身さ）の相対的重要性に関する文献への私の解釈に合っているものである。唯一明らかに矛盾した重要事項は、ウェアとシュナイダーがコストを「アクセス」の中に位置づけていることである。しかし、ハルカらの理論で分類されたように、コストは受診しやすさの重要な一要素であり、その文脈で出てくるのはある意味適切である。逆にウェアとシュナイダーが使った解析法から、統合的モデルによる質の定義の中で表れるようなコストの役割が明らかになると思うほうが非現実的だろう。

質に対する医療提供者の視点

　医療提供者には、現場の臨床家から政策立案者、医療事務担当、施設管理者に至るまで実に様々な職種がある。しかし、この章で検討した文献では、患者に直接医療行為を提供する、またはそれを監督・管理する職種のみを対象としている。

　現場の医療提供者は質を一般論では定義せず、逆に患者における診療活動

訳注11）後光効果の原語は、Halo effect。後光とは昔の聖職者の絵などに表れている頭の後ろにある光のことで、ある事柄が周辺まで影響を及ぼすことを言う。

の個別の詳細に触れ、ほぼ技術的な管理にのみ焦点を当てて定義しようとする傾向がある。そのような個別的記述の議論はこの本の後に書くことになるであろう「基準」の巻に譲ることにする。この章では、質の概念を解剖、または、臨床上の成功を「次元」に分けて再構築することを目的とした問題なほど少数の研究を扱うことにする。さらに次の章で医療提供者の意見と患者の意見を比較する時にもう少し触れることにする。

　この章の前の項で、良い外来診療とは何で構成されると患者が思うかについて検討した。これに対応して、管理監督の責任を持つ医療専門職が似たような質問に対してどのような回答をするのかという研究もある（Kleinら1961）。面接の対象となったのは6つの大都市の病院に所属する24人の「外来看護部長、管理職、ソーシャルワーカー責任者、診療科長」といった部門責任者であった。彼らは「患者診療の質について」自分たちの知る最高の診療所と最低の診療所を思い浮かべ、なぜそれらの診療所が「最高である」、または「最低である」という結論になるのかを説明するように依頼された。その結果80の要素が挙げられ、研究者らによって表2－4のように13に分類された。おそらく予想通りかもしれないが、管理職・責任者らは、どのように診療所が構成・運営されているかを思い浮かべたことがわかる。彼らは、良い診療を提供する能力に影響すると思われる性質を挙げ、研究者が求めて（また我々も期待して）いたような「患者診療の内在的な側面」あるいは「内在的な成分」を示すことはほとんどなかった。診療所の良し悪しを区別するのに、通常考えられる概念、つまり診療が「健康」に与える効果について回答者が触れることなく、「患者の満足」や、少し重要度は下がるが「患者の理解」が、最高の診療所と最低の診療所を分ける重要事項となっているのは特に衝撃的である。スタッフに関する点や患者満足と比べて「医療技術と設備」の重要性が低く位置していることも注目すべきである。これは、同様の診療所における患者の調査で医師の親身さが重視されたことと同じである。しかし、患者の意見についての研究を検討している時に指摘したように、この相対的に何が重要かに関する結論は批判にたえるものではない。この研究における、診療所の異なる性質が挙げられる頻度そのものが、その性質の相

表 2 − 4

24人の責任者と管理者が彼らの知っている"最高の"診療所と"最低の"診療所の特徴を区別する性質の種類とその頻度
（6つの大都市の病院において。ボストン、シルカ 1960）

特性の種類	人数（合計 24 人）	回数（合計 218 回）
患者や医師などに対する職員の態度	19	37
職種間、部門間の連携	17	40
症例件数、患者との接触量	17	38
患者の満足感と利便性	15	27
医療技術と設備	11	22
物理的設備	11	11
ケアの継続性：再受診で同じ職員が対応する	9	13
フォローアップ（例：患者が再診予約を守る）	7	7
患者の教育と理解	5	7
患者とスタッフの関係	4	5
記録システム	4	4
研究の重視	4	4
スタッフの対人関係	3	3

出典：Klein et al. 1961, Table 1, p.139. 許可を得て複製

対的重要性を反映するわけではなく、むしろ、これら性質のが（良い診療所と悪い診療所で）どれだけ差があるかを表しているだけかもしれない。例えば、最高の診療所と最低の診療所は医療技術や施設の程度で差があるよりも、患者の満足度や利便性に関する程度で差があることのほうが現実に多いのかもしれない。同様に「患者の教育と理解」について予想よりも触れられなかったのは、この点が全ての施設で良い、または（おそらくこちらのほうが正しいが）全ての施設で同様に悪いためかもしれない。

　この研究の研究者たちは、良い診療には多数の性質が存在し、その多くは測定することが困難または不可能であり、さらに、それぞれ測定可能なものも「1つの包括的な」患者診療の尺度にまとめることはできない、と結論している。クラインらは「患者診療を1つの概念としてしまうことができるのか」、あるいは「元気」などの概念と同様に、ばらばらの性質で1つ1つ評価されるべきものの束にすぎないのかと疑問を投げかけている。この本の1章で、私は単一のまたは統合的な良い医療の概念は構築可能であると述べた。しかし、クラインらの「患者の診療といった概念は、もともと科学的または実質的な目的に役立つように作られたもので、その範囲での有用性を越えた『現実味』は少ないことを忘れてはならない。この概念についてどのような定義があったとしても、ある程度恣意的なもので、知識形成の過程にさらに役立たない限り、それだけでは知識を増やすものではない」という意見には賛成である（Klein et al.1961, p.144）。

　結論としては、質の意味を探る目的で間接的な方法を使って質問をすると、質問をされた人々の職業的な役割に沿った形での回答、つまり、質問と同じくらい間接的に質の概念に関係している回答を得てしまうということかもしれない。このことは管理職や監督者から得られた回答についてはその通りであった。医師の視点を対象とした別の研究では、直接に患者の診療を行っている人々が同様の場面でどう考えるかを示している（SanazaroとWilliamson 1968a, 1968b, 1970）。この研究では、色々な専門で常勤医として診療しており14州・20の医学部で指導している2500人の医師を対象にして、前年に自分自身または同僚の診療の中で起きた、「効果的な診療」と

「非効果的な診療」を3つずつ報告するように依頼した。この報告は、医師の特定の診療行為、患者に観察された影響、そしてその医師の行動を「効果的」または「非効果的」とするものは何なのか、の点を含めることになっていた。情報を明確化するために使用された方法は「決定的事象法の修正版」であり、[7] 根底にある仮定は、臨床家は、望まれたアウトカムに貢献する行動かどうかという視点から質を考えているというものであった。明らかに成功した診療例に対する「行動」と「効果」の記述は、医師が自らの良い成績、悪い成績をどのように定義しているのかを明らかにすると期待された。この一般的方法は、私が本書1章で質を定義するために使用したものと明らかに似ている。そこでは、医療の質は、個人と社会に対して最高の正味効果を生み出すと期待される医療者の決定と行動として定義された。そのため、医師がどのように診療の効果を考えているのか、またどのような行動がこれらの効果に貢献していると考えているのかを知ることは興味深い。

質問を受けた医師たちのうち94%が回答し、合計12,866の効果的・非効果的診療の記述が寄せられた。効果的診療の記述は主に自らの診療経験から寄せられ、非効果的診療の記述は他人の診療の観察から寄せられた。研究者らはこれらの記述から行動の分類および効果の分類を作成した。[8] 表2－5に、内科医によって報告された事例集の一部から得られた「有益」または「有害」な効果（研究者たちは「最終結果」と呼んでいた）の主な分類が示されている。表2－6はさらに「有益」または「有害」な効果を引き起こすとして最も多く挙げられた、それぞれ「有益」または「有害」な効果を提示している。

表2－5を見ると内科医が考える、診療の有益なまたは有害な効果は、1章の私の議論の中で挙げたものと非常によく一致した分類に分けられることがわかる。大まかに言うとこれらの分類は、身体機能、精神的機能、社会機能、患者の性質、診療に関する行動、そして、金銭的コストから成る。もちろん、回答者の詳細な説明に対して研究者が予め考えた秩序を当てはめたために、この幸運な偶然が生まれたのかどうか知るのは難しい。各分類への該当した例の相対的な頻度から、どのような結論が導けるのかも不明である。考えら

表2−5

医師の行動に起因する有益なまたは有害な効果の度数分布
(20の米国医学部のいずれかで教員を勤める開業内科医によるレポートから。シルカ 1965)

効果の主な分類	度数（%）細目	グループ
全分類	100.0	100.0
リスク	1.8	1.8
寿命、死亡率を含む	12.3	12.3
身体的異常	20.6	
身体的症状	15.6	40.5
全身状態	4.3	
精神的異常		9.3
精神の症状		
機能（自己管理、社会的役割）	12.3	12.3
医師または診療に対する態度	7.8	
健康状態に対する態度	5.2	18.2
コンプライアンス	5.2	
入院	2.4	5.6
金銭的コスト	3.2	

出典：Sanazaro and Williamson 1968b.

分類は本文中の記述を容易にするよう整理された。[9] 著者は精神的異常と症状を合わせた度数のみを載せていた。

表2－6

有益または有害な治療結果に関連する行動の度数分布
(20の米国医学部のいずれかで教員を勤める開業内科医によるレポートから。シルカ 1965)

行動の分類	行動の割合 細目	行動の割合 グループ
全分類	100.1	100.1
対人関係		20.5
職業的責任	4.5	
専門家としての態度	3.9	
精神的な感覚	2.6	
精神的サポート	2.9	
患者教育	6.6	
受診しやすさ、連続性、連携		9.7
医師がいるかどうか	3.3	
診療チームの活用	0.9	
地域の情報源の活用	0.3	
問題の吟味	2.5	
治療法の吟味	0.6	
フォローアップ	2.1	
食事と行動の規制	1.7	1.7
その他：ほとんど全ての技術的側面	68.2	68.2

出典：Sanazaro and Williamson 1968a, Table 2, p.394.

　この表で表されている項目のグループ分けは筆者によるものである。

れる解釈としては、知識の豊富な内科医でも身体的な健康を反射的に重視する傾向にあり、診療行為の成功・失敗を知る重要な指標としては精神的、社会的な機能を気にかける度合いが低いことを表していると言える。もし、寿命が身体的異常と症状の分類に加えられるならば、この分類は挙げられた全ての有益・有害な効果のうち実に53％を占めることになる。入院や不必要な医療の回避を含む金銭的コストは、この本の1章で医療の質を定義する際に注目されたのとは対照的に、非常に低い位置に置かれている。これは、金銭的コストは患者にとっては非常に重要なことでありながら、普段は無視されている、または、医療保険によって大部分がカバーされている状況下では特に重要な要素ではないということを意味するのかもしれない。しかしながら、この研究の結果と我々のモデルの最大の相違点は、この研究では「リスク」の記述の頻度が低いことである。このことは、医師はリスクを推定することができない、または、未来の見通しよりも直後の転帰に注意を向けるということの表れかもしれない。おそらく最も考えやすいのは、医師はリスクの増加または減少というものが、漠然としたものであり効果的・非効果的な診療行為の説明と言うに足る「確固とした」ものとは考えなかったということである。このため、最終結果の期待値よりも実際に観察された結果に関する報告が寄せられる結果となったのである。

　これらの最終結果につながった行動については、医師は診療プロセスを構成する伝統的な診療行為を報告している。表2－6に示されているように大部分の報告が、病歴の聴取、身体所見診察、血液検査のオーダーや施行、他の検査や、処方、様々な診察などが関連する技術的側面についてであった。その中で、内科医の報告から得られた行動のうち、対人関係のあつかいに関するものは、多く見積もっても20％程度、利便性、整合性、継続性に関するものは10％であった。効果の分布について論じたのと同じように、我々はそれぞれの行動の相対的な報告頻度が、診療行為において内科医が感じる相対的重要性を正確に反映しているとは言えない。ひょっとすると、明らかに結果に関係している診療行為の例を具体的に報告するように求めたことが、こういう研究結果を生んでいるのかもしれない。しかしながら、私はこ

の結果は現実の診療と大して異なるものではないと信じている。また、ぴったりではないにしろ1章で構築した質のモデルがこの結果に、ある程度は当てはまっている。

　これまでに見てきた2つの研究（Kleinらの研究及び、SanazaroとWilliamsonの研究）では、回答者の報告や意見を明確にするために研究者が提供した概念的な枠組みが使われていた。次の2つの研究では、統計的方法を用いて診療の要素同士の親和性を探して分類したものを見てみようと思う。まず1つ目はホプキンズ（Carl E. Hopkins）ら（1975）が行ったものであり、ここでは、直接の経験的情報なしに構築された分類と、データ解析に基づく分類の比較がさらに提示されていた。

　この研究のきっかけは、診療内容、可能であればその質を異なるタイプの健康保険加入者（前払いのシステムを含む。1章訳注を参照）の間で比較することであった。はじめに、医療の質は5つの構成要素（著者らは「次元」と呼んでいた）を持つとされた。これらの大分類の下に、研究者らは診療の性質と要素のうち患者のカルテに含まれているであろうものを全部で36列挙した。これらの「次元」とそれらの中身は**表2－7**に示されている。これを一見すれば（「予防」と「合理性」の項から）、技術的な診療行為に大きな重点が置かれており、対人関係のあつかいに関してはそれほど重点が置かれていないことがすぐにわかるだろう。これはカルテに記載される情報における、よく知られた限界を示していることは疑いもない。

　この研究の次の段階は805家族から研究に参加したそれぞれの人の12ヶ月間に受診した外来・入院のカルテを集めることであった。このようにして集められた1,215のカルテは、次に「1回の受診及び、その受診に関連した検体検査、放射線、他の診療行為」のみを含む部分（これは「最小単位」（bit）と研究では呼んでいた）に物理的に切り分けられた。その結果できあがった11,379最小単位の内容は、診療行為の32の要素（もともとは36であった）のどれが含まれているかで、コード付けされた。ある項目は単純に有無をコードされ、またある項目は段階的なスケールで（例えば、身体所見は、不十分、十分、詳細という具合に）スコア化された。スコアの再現性に深く注意が払

表2-7

はじめに仮定された医療の内容の初期分類と特定の健康保険に入っている家族のサンプルが受けた治療内容から因子分析で明らかになった分類との比較（ロサンゼルス、シルカ 1970.）

はじめに設定された"次元"	それぞれの"次元"に属するはじめに仮定された特徴または要素	予備的な因子分析で保持された項目	予防	継続性	合理性	確認
予防	健康診断	X	X			
	直腸診	X	X			
	内診	X	X			
	パパニコロースメア	X	X			
	胸部X線	X				X
	妊婦検診	-				
	予防接種	X				
	乳幼児健診	-				
	血清学的検査	X				X
	将来の問題回避のためのアドバイス	-				
包括性	2次疾患の発見など	-				
	社会的要因	X				
整合性	紹介：専門医	X				
	紹介：救急医	-				
	相談窓口	-				
連続性	再診	X		X		
	再診の勧め	X		X		
	医療関係者の継続性	X				
	カルテの継続性	-				
	カルテ記載	X			X	
	リハビリテーション	-				

表2-7つづき

はじめに設定された"次元"	はじめに仮定された、それぞれの"要因"に属する性質または要素	予備的な因子分析で残った項目	最終分類の要素			
			予防	継続性	合理性	確認
合理性	主訴	X			X	
	病歴	X			X	
	身体所見の診察	X		X	X	
	診断	X			X	
	検査の指示	-				
	検査結果の記録	X				
	診察医師	-				
	手術（量）	-				
	処置：注射	-				
	処置：処方	-				
	処方：その他	-				
	血算	X				X
	検尿	X				X
	その他検査（量）	-				
	その他放射線検査（量）	-				

出典：Hopkins et al. 1975, Tables 1 and 2, pp.200, 203.

われる一方で、方法には多くの不完全な点があると思われたが、研究者らは最終的に「カルテから得ることのできるデータの客観的な統計的解析を可能にする上で重要な一歩が達成された」と信じている。

この研究の第3段階は、診療の性質や要素を記述した30余の項目をVarimax回転[訳注12]を使った主因子分析で、より少ない項目に整理することだった。2回の解析により20の要素が残された。このうち15要素は、最初の4つの因子の係数が非常に統計的に有意であったためであり、残りの5つは概念的に有意であったからである。表2－7の第3列にどの項目が保持されてどの項目が削除されたのかを示す。

第4段階としては、20の要素を元に因子分析が繰り返された。その結果4つの要素が表に示す通り抽出されている。当初の5つの次元のうち、「包括性」と「整合性」の2つが失われた。残りの3つの次元のうち「予防」と「継続性」が重要な要素として残り、残りの「合理性」は2つの要素に分割され「合理性」と「確認」となった。これらの結果できあがった4つの要素はサンプルに見られたばらつきの42％を説明する[訳注13]ものであり、「予防」は17.5％、「継続性」は7.5％、「合理性」は9.5％、「確認」は7.9％のばらつきを説明していた。最も重要な性質とそれぞれの要素を構成する診療は**表2－7**に示されている。

続けて研究者たちは、(それぞれの要素への係数と要素により説明される分散の割合を重み付けとして使い)保険会社をそれぞれの要素、及び全ての要素を総合した得点で比較できることを示した。これは、実際の診療内容の違いを明らかにするのに妥当な方法に見える。しかし、質の違いがどの程度のものなのかは明らかにはならない。診療内容というのは、どのような重症度の患者が来院するかによっておおかた決まり、診療内容の要素別の重み付けはそれらの診療がもたらすと期待される効果に必ずしも対応していない。

訳注12) 因子分析の一手法である

訳注13)「ばらつきの説明」とは統計用語であるが、言い換えるならば、観察された分布が、何の原因で分布しているのかということを探求するもので、ばらつきのＸ％がある要因がばらついていることが原因と考えられる状態を、「ばらつきのＸ％がある要因で説明できる」と言う。

しかも、全ての手技が全ての患者に対して適切に行われているという前提で話を進めているのでない限り、診療の適切性は決められない。しかしながら、私もこの方法は医療の質を評価する方法として、さらに研究する価値があるという研究者たちの結論には賛成である。

　この章の我々の目的により近いのは、「医療の質」の概念としての意味を特定するのにこの方法もまた優れた方法であるのかどうかを考えることである。私はすでにデータの弱点について触れた。つまり、カルテには患者に対してなされたことが全て書いてあるわけではなく、さらに、何が患者に対してなされるべきなのかということも、もちろん書かれていない。診療の構成要素そのものの解釈については、要素抽出の対象となっている項目の性質及び、これらの項目同士が関連し合っているパターンの性質による。この点に限って言えば、これらの項目は主に診療内容の要素であり、診療の「良さ」の要素ではない。訳注14) 項目同士の関連が何で説明されるのかは明らかではないが、一部は診療対象となっている患者の種類により、また一部は医師によって選択された診療方法によって決まるだろう。したがって、これらの分析によって見つかった要素は、ある特定の場合における分離可能な機能を担っているために区別できた分類というにすぎない。例えば、「早期発見」のための1年に1度の定期診察は、（もっと頻繁に行われるべきであるものなのだろうが）他の場合に行われることはめったにない。同様に病気の治療は、2つのまとまった診療「パッケージ」1つは病歴、身体所見の診察、カルテの記載、そして診断であり、もう1つは診断のための一連の検査が絡んでいると言える。ここで示された因子分析は、この2つのまとまった診療群を分離するのには、（最初は「合理性」などというわかりにくい言葉のもとにまとめられてしまっていたが）有用である。私自身の推測では、最初の要素は「合理性」ではなく、「記録の完全性」を、それに対して2番目の要素は診断検

訳注14) このあたり、因子分析の統計的な記述になっているため難解であるが、因子分析は、項目間の関連が強いものをまとめて共通の因子があると解析するため、関連しあう項目があると、それが抽出される、という性質がある。つまり、項目が抽出されたからといってそれは同時に行われることが多いにすぎず、良さを表している訳ではないことになる。

査に頼る傾向を示すと考える。

　因子分析によれば、胸部X線写真と血清学的検査は、診断検査の一部のように結論づけられ（具体的には「確認」要素の分類）、最初に提案されたような「予防要素」とは異なっていた。私は、この最初の提案は胸部X線と血清学的検査が予防目的に使用されるという意味であるとは思わない。もともとの分類とコードが、これらの診療行為の予防的な使い方と診断のための使い方を本来すべき通りに区別していなかった可能性のほうが強いと思う。「包括性」と「整合性」が因子分析の結果として残らなかったということは、これらの性質が現実の診療の中では欠けているということを意味しているとも言える。だが私としては、これらの性質が適切に概念化されて測定されていなかったから、要素として同定されなかったのだと信じたい。もしそうでなければ、妊婦検診と乳幼児健診が「重複・無意味」の分類として早い段階で除外されたことや、「予防接種」が最後にできあがった診療要素のリストに含まれていたにせよ、それ自身が予防の分類の中に出てこないことを説明するのがいっそう難しくなる。これらのことから、因子分析は最初の分類の確認、改善のための方法であり、最初の分類に取って代わるものではないと私は考えたい。

　ここまでに紹介した研究を考える中で、患者の基礎状態と診療の適切性が無視されていたことはすでに強調した。しかし、別のリーデル（Riedel 1979）らによる外来診療の質の研究では、これら2つを両方とも考慮した上で、因子分析により診療の次元を特定しようしている。この研究では、質の評価のために、医師パネルが9つの診断または主症状に対して、行われるべき診療の要素を特定し「基準」と呼んだ。これらの基準はほぼ全例が技術的な側面であり、対人関係的要素は全て除外された。これらの基準に沿っているかどうかは、外来カルテのレビュー調査によって決定された。これは、研究結果が、診療行為のパターンと記録のパターンの両方を反映していることを意味している。

　診療行為の質はこれらの「基準」にどれだけ沿った診療が行われているかで定義された。それぞれの基準を満たす率（遵守率）は基準ごとに非常に異

なっており、かつ基準の数が非常に多かったためパターンを明らかにするために、因子分析が行われた。分析の目的は遵守率の点からは類似しているが、他とは関連しない基準の分類を（診療群として）同定することであった。結果は表2－8に示す通り、病状ごとにかなり異なり、ばらつきが大きかった。「病歴」、「理学所見」、「検査」のように繰り返し表れる要素もある一方で、それぞれの病状に非常に特徴的な要素も非常に数多く見られた。そのため、この方法では一般的に診療行為を分ける分類を作るのは不可能であった。さらに、それぞれの分類の中でも、なぜ関連するのかを推測することすら困難なものが数多くあった。例えば、大人の腹痛の診療について「腹部の反跳痛（リバウンド）」や「腹壁筋防御」、「腹部圧痛」、「腹部腫瘤」などの要素が1つの分類となるのは容易にうなずける。ただ、結局これらは腹部のある程度完全な診察の中でお互い関連し合っており、1つのことが行われたら、他のものも同時に行われる可能性が高く、1つが記録されたら、決まりきった一連の「お約束」訳注15) として、他のことも記録される可能性が高いものである。しかし、同じ病状の中で、「一定の強さの痛み、持続する痛み、痛みの始まった状況、関連する要因や食べ物、薬、鑑別診断の記載、脈拍血圧、内診、月経と痛みの関連、体温、胸部診察」の要素が、なぜ1つの分類となるのかには首をかしげたくなるだろう。もちろん推測は可能である。例えば痛みの性質を知ることが重要であると気づいていれば、これらは痛みに関する一連の質問につながるだろう。しかし、全てがこの分類の中に入っているわけではない。いくつかは「その他」の分類にとどまっている。内診と生理痛は当然お互い関連しているだろう。同様に脈拍、血圧、体温はバイタルサインを記録する意識とすることもできるだろう。しかし、婦人科的要素と痛みの性質に対する重視や、胸部診察や、疑い診断の記載は関連しているだろうか。これらの分類は類似した構造をしているようで、それぞれ機能的に関連した小分類に分けられている。私にはこれが何を意味するのかは不明であるが、よ

訳注15) 原語はLitany。キリスト教で聖職者が唱える祈祷を聴衆が唱和すること。一種のお経のようなもので、決まった順番を踏む手順の例えとして表現されている。

表 2 − 8

特定の症状についての外来診療の記録の研究における明確な基準を遵守した結果の因子分析によって特定された因子
(ハートフォードとニューヘブン、コネチカット 1974-1975.)

腹痛、大人
  腹部
  便通
  吐き気
  診察
  病歴
  検査

小児の腹痛
  理学所見
  嘔吐
  摂食
  検査

胸痛
  理学所見
  病歴
  症状 1
  症状 2
  フォローアップ

高血圧
  一般的なフォローアップ
  初診
  経過観察時の眼検査
  最初の検査
  家族歴
  血圧チェック
  基本

尿路感染
  痛み
  治療歴
  検査
  診察
  重症度

咽頭炎
  指示
  診察
  のどの所見
  耳の所見

中耳炎
  処置
  経過観察 1
  経過観察 2
  疾病
  病歴

健康児 (乳児)
  理学所見
  発達
  出生
  経過観察
  家系
  大きさ

健康児 (就学前)
  理学所見
  病歴
  フォローアップ
  大きさ

出典 : Riedel and Riedel 1979.

 それぞれの症状において表に含まれていない"残りの分類"がある。参照文献内表 7.2a-7.10a, p.130-39。

り注意深い、臨床的な情報を使って再評価すれば、診療の構造に関して、彼らが現在行っている分類よりもより満足のいく説明ができると考えられる。しかし、もし仮により意味のある分類ができたとしても、それは技術的な診療についての質を判断すべき要素が特定されるだけであり、我々の目的とする質の概念としての理解を進めるものではないだろう。これは、この解析全体が、医療の質は専門職的な規律に従うことで表出される規範的行動であるという、検証されることのない根本的前提から始まっているためである。

患者と医療者の考え方の比較

　患者と医療者が医療の質についてどのように感じているのかについて、これら2つの視点を直接比較した研究から、さらに学ぶことがあるかもしれない。そのような研究の1つが、医師の診療成績を評価し予測することを目的に行われた長期間にわたる一連の研究の中の一部で見られる（Price 1964, 1971）。このような長期間にわたる努力がなされた動機は医学部で入学生をどのようにして適切に選考するかという問題であった。以前の研究では、学部での成績から医学校での成績を予測することはできるが、学部の成績や医学校内での成績から診療の成績は予測できないとされていた。しかしながら、「診療の成績」の測定がきちんと行われたら、結果はちがってくるかもしれない。そのため診療成績の測定ができていないという問題は非常に深刻であるという認識のもとに、ユタ大学のグループは医師の診療成績のより良い測定法を開発し、それを学校の成績や他の変数で予測することが可能かどうかの研究を始めた。この研究グループはより以前の研究で、「患者診療における非常に微妙な分野を直接研究することは意識的に避けた」と言っている。したがって、私は、初期段階に彼らの開発した医師としての診療能力を測る方法については触れないことにする。もっと後の段階で扱われている、「医師の診療成績の本当の中心、つまり、患者に提供されたサービスの質」と彼らが考えていたもののほうがより我々の興味に合致している（Price 1971, p.48）。

この奥深く隠された神殿への道を発見するために、研究者たちは数多くの医師に以下の質問を行った。「あなたの専門分野で、成功の基本的な要素は何であると考えますか」。372人の医師の回答は表にまとめられ、「100名以上の思慮深い人物—医学教育者、大学生、医学生、回復中の患者、最近病院から退院した患者」に提示された。これらの人々からの意見を頼りに研究者たちは最終的に87の「望ましい」、29の「望ましくない」性質のリストを作り上げた。次の段階では、これらの改訂されたリストの望ましい、望ましくない、それぞれの性質について、「医師の優秀な診療成績にとっての重要性」、または、「優秀な医師の診療成績としてあってはならない度合い」を1−5のスケールで評価してもらった。これらの評価の平均でそれぞれの性質はランク付けされた。

全部で10グループの人々がこれらの性質を評価した。これらのグループは、（1）65歳未満の一般人 （2）65歳以上の一般人 （3）診療に従事する医師 （4）医学生、研修医 （5）看護師 （6）医療技師 （7）大学生 （8）「低社会経済層」 （9）「ヒッピー」 （10）「黒人」。どのようにしてこれらの回答者が選ばれたのかは明らかではないが、「このグループの一部は大きな物流会社の廃品回収センターで募集され、他のデータは個人的な連絡や手紙で得た」と我々は知らされている。この方法は、どれほど結果を一般化できるのかという疑問を抱かせるものであるが、より大きな欠陥はこの質問が「患者の診療」、「質」という言葉を使っておらず、「成功」とか「優秀な成績」という言葉を用いていることである。

これらの限界はあるものの、異なる医師の性質のランキングをそれぞれのグループの回答で比較することから、何かが学べるかもしれないと思われる。[訳注16]図2−1は一般人と医師のランキングの散布図である。スピアマンの順位相関係数は望ましい性質について0.83、望ましくない性質については0.88であった。看護師の評価も一致しており、相関係数はそれぞれ0.91、0.93であった。[10]

表2−9は医師と一般人それぞれによるランクのうち上から10位までをよ

訳注16）つかみどころのない概念を測定するのに、様々な観察者が測定した結果が関連・一致していれば、その方法はある同一の概念を測定しているという妥当性を示す、という考え方は、概念測定の研究でよく用いられる。

図2－1　専門家としての医師の能力と関連する医師の好ましい性質と好ましくない性質に対する開業医グループと、一般市民によるランク付けの関係

Ranks Assigned by Physicians

好ましい性質

好ましくない性質

一般市民によるランク付け（1＝最悪　ま＝最善）

医師によるランク付け

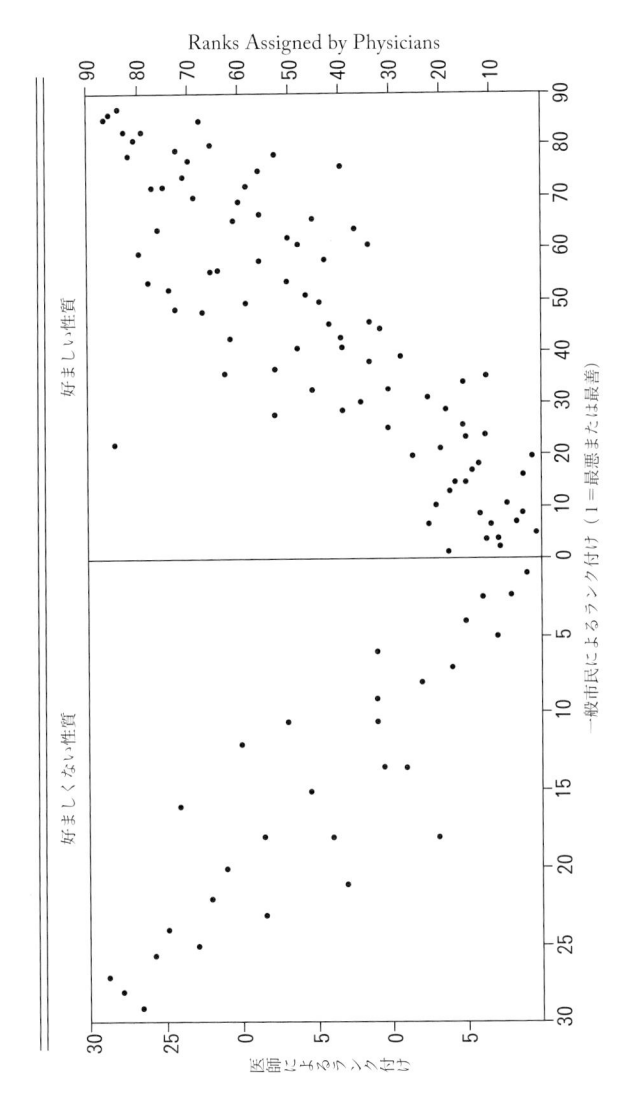

出典：Price, Taylor, Nelson, et al. 1971, Tables 10 and 11, pp.51-54.

表 2-9

医師と一般人によって考えられた優れた診療成績に重要な医師の好ましい性質トップ10

A. 医師と一般人によるランク付けで上位10位に入った性質*	医師によるランク付け	一般人によるランク付け
良い臨床判断（患者のケアの点で適切に判断する能力）	1	5
博識、思慮深い、問題の核心を突くことができる、詳細から重要な点を分類できる	6	3.5
患者を診察する十分な知識と診療、治療そして関連問題について正しい結論を導く能力	8.5	2
患者のためになる場合、迅速に患者を紹介する	3.5	8.5
正直な記録を完全に保持する	8.5	3.5
常に正確な診断と、適切な治療に必要な入念な検査を習慣としている	10	6.5
それぞれの患者の症状に適して（総合的に）満足のいく結果の得られる治療を行う	7	10.5
B. 医師によるランク付けで上位10位に入った性質*		
独学ができる：書籍や学術誌、ミーティングや非公式なディスカッション、経験や失敗などから学ぶこと、ひいては継続的に自分の知識を増やすこと	2.0	19.5
知的誠実性（はったりや不正行為、目的を隠す態度をとる、策略、必要以上の謝辞要求、実際には持っていない知識があるふりをする、不当に責任転嫁する、などがない）	3.5	16
入手した情報を実務に役立つ知識に転換できる	5	12
C. 一般人によるランク付けで上位10位に入った性質*		
自身の専門医学分野の完全で徹底的な最新の知識	18.5	1
秘密遵守に厳しい：噂話をしない	22.5	6.5
患者に信頼される	21	10.5

出典：Price et al. 1971, Table 10, pp.51-53.

*両方のグループのランク付けでトップ10に入った特徴が両方のランクの合計の昇順に記載されている。その他の特徴は医師と一般人にとってのそれぞれの重要性を降順に記載されている。

り詳しく示している。これらのうち7つは一致しており、ほかの2つについてもあまり違いはない。両者とも、優れた知識、判断、抜けのない診察、必要な時に適切に患者を紹介する、ということに表れているように医師が自分自身の限界を知っていることが重要であるということは一致している。私は、これらは全て高レベルの臨床能力を持った医師の責任ある行動と考える。一致しなかったのは、医師の回答者が彼ら自身の限界に明らかに気づいており、知的正直さや継続して学習できることに、より重点を置いているのに対し、一般人の回答者はすでに習得した知識、カルテの記載、患者に自信を持たせる能力に最大の重点を置いているという点であった。上位10位に入らなかった残りの項目を熟読すると、一般人は相対的に技術的能力、及び患者とうまくつきあう能力をより重要視するのに対して、医師は一生懸命働くことのできる能力及び同僚と良い関係を保つ能力のほうを強調することがわかる。

　望ましくない性質に関する一致の度合いは望ましい性質に関するものよりもより大きかった。医師が挙げた最も望ましくないことの上位5位に入った性質は全て患者が望ましくないことと評価した上位5位に入っていた。しかしながら、この一致の理由の一部は、評価された項目の中に、誰もが認めるような非常に重大な欠陥、例えばアルコール中毒や薬物中毒などが入っていたことにもよる。

　全体を要約すると当然、重要であろう個別の詳細が無視されてしまう。しかしこの例では、何が良い診療成績を意味するのかについて臨床家と患者の間に広く合意が存在すると結論して問題なさそうである。患者は医師の患者とうまくつきあう能力について、医師は同僚とうまくやっていく能力について重視し、いくらかその程度が異なるものの、両者共に、最も重要なことは高いレベルの臨床能力が責任を持って行使されることであるということについて一致している。しかし、この結論が一般論として受け入れられる前にもっと多くの証拠を吟味すべきである。

　医療者と患者の考えの類似点について、いくらかの追加情報が、この章で先に紹介した外来診療の研究（Sussmanら1967）から得られる。ここでは、外来診療の性質を記したリストが医師、看護師、ソーシャルワーカー、外来診療部で働いている秘書に配布され、それぞれの性質について、患者診療に

図2-2

外来部門で、それぞれの性質について重要と答えた回答者の率
（クリーブランド州・ケース・ウエスタン・リザーブ大学、1960）

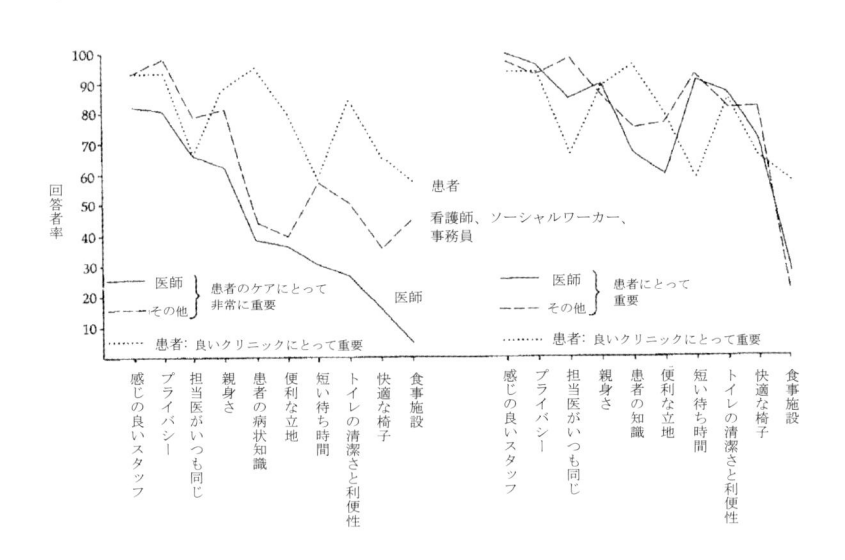

[図：左右2つのグラフ。縦軸は回答者率（0〜100）、横軸に外来診療の性質項目が並ぶ。左グラフの凡例「医師／その他：患者のケアにとって非常に重要」「患者：良いクリニックにとって重要」、中央付近に「患者」「看護師、ソーシャルワーカー、事務員」「医師」の注記。右グラフの凡例「医師／その他：患者にとって重要」「患者：良いクリニックにとって重要」。横軸項目（左右共通）：感じの良いスタッフ、プライバシー、担当医がいつも同じ、親身さ、患者の病状知識／便利な立地、便利な立地／患者の知識、短い待ち時間、トイレの清潔さと利便性、快適な椅子、食事施設］

出典：Sussman et al. 1967, Table 40, p.129.

おける重要性という観点で、自分の意見及び、彼らがそうだと考える患者の視点から評価するように依頼された。同時に、実際の患者も患者診療において何が重要であるのかを述べるように求められた。

　データからは、いくつもの非常に興味深い比較が可能ではあるが、全体をとらえて記述するのは極めて難しい。そこで少し単純化し、実際には連続量ではないものの連続量であるかのようにあつかって図2-2を作成した。いくつかの外来診療の性質は医師の意見での重要性の高い順に横軸に並べてある。図2-2の左の半分からは、医師が外来診療の性質のうち非常に重要なものとそれほど重要でないものをはっきり区別して考えていることがわか

る。対照的に患者はそれほどはっきりとした区別をつけておらず、全ての性質を大体重要であると考えている。医師以外の外来スタッフは中間に位置するが、区別の明確さという点では医師に近い。次にわかるのは、いくつかの性質、特に「感じの良いスタッフ」、「プライバシー」、「担当医がいつも同じ」の重要性が、かなり一致しているということである。逆に他の性質については、医師と患者は大きく離れており、医師以外の外来スタッフはいくつかの点において患者に近く他の点においては医師に近く、また両者の中間に位置することもある。

　図2−2の右側は患者の実際の意見と他の職種が想像する患者の意見の対比であり興味深い。非常に大まかにとらえると、診療に従事している人々は患者が何を欲しているかを理解しているようである。しかし、詳細を検討すると、興味深い不一致が見えてくる。

　例えば、外来スタッフは「担当医がいつも同じ」や「短い待ち時間」に対して患者の思う重要度を過大に見積もっている。それに対して、「患者の病状知識」、「便利な立地」、「食事施設」の重要性を低く考えている。

　これらの比較に加えて、医師と医師以外のスタッフのどちらが患者に「近い」のかは興味のあるところである。この研究の結果からは、非医師スタッフは医師よりも、外来診療の性質に関する回答については、患者のそれに近いことが多いが、患者の意見については医師よりも良くわかっていないことがあると読み取れる。別の言い方をすれば、医師は非医師に比べ、患者とより大きく異なる意見を持っているが、患者をよく知っている。しかしながらこの違いは非常に小さい。さらに、医療事務を看護師、ソーシャルワーカーのグループに含めると、非医師のグループと医師との比較は、違いが小さくなって意味をなさなくなる。最後に注意しなくてはならないのは、評価の対象として選ばれた性質は、技術的な管理の面を含んでおらず、また、能力と人間性という、もっと大きな次元の相対的な重要性については何も言えないということである。私の意見では、この研究の最も注目すべき結果は、外来診療に関して患者が重要だと思うことはより一般論的であり、医療者ほど焦点が定まっていないということである。そして、医療者は患者が自分の病状を知ること

に置いているニーズを実際よりも低く見積もっており、逆に施設的に妥当な範囲の継続性が保たれている中で、同じ医師に診てもらうことの重要性を過大に考えている可能性があることである。もちろん、この施設の特殊性と患者の特殊性により、これらの解釈の一般化の可能性は限られている。

　他の側面に対する技術的側面の重要性を含めて、質に対する異なる考え方についての別の情報が、スミス（David Barton Smith）とメッツナー（Charles A. Metzner）の研究（1970）から得ることができる。研究の対象はデトロイトの前払い医療グループ[訳注17]であった。そこでは医師、看護師、21歳から65歳までの男性患者2グループに質問紙が配布された。1つのグループは救命救急以外の予約外外来の患者であり、もう1つのグループは5日以上病院に入院した患者であった。質問紙は2セットの質問を含んでいた。1セット目は（a）科学的知識：必要な特定の科学的知識、（b）親身さ：患者に対して親身になって物事を説明しているか、（c）協力：医療者の間での緊密なチームワークがとられており、個人的な葛藤がないかどうか。もう1セットは、（a）技術的な能力：必要な特定の医療技術があるか、（b）患者の快適さ：患者が快適にすごせるような心地良い環境やサービスが存在するか、（c）効率：必要なことを提供するのに遅れがないように効率的にサービスが秩序立っているか、であった。回答者はそれぞれのセットごとに3つの項目に重要だと思う順で順位を付けるように指示された。外来患者と入院患者は自分自身の意見を述べるように指示され、医師と看護師は一般的な外来患者ならばどう考えるか、また一般的な入院患者ならばどう考えるかを予測して答えるように指示された。結果の一部は図2－3に示されている。

　研究者たちは、これら2セットの3項目はそれぞれ似通っており、質の3つの側面―「（a）技術的な診療過程、（b）患者と病院の間の関係、（c）病院全体としての組織的な有効性」を表していると考えていた（p.265）。しかし図2－3に示されている回答の結果はそうなっておらず、これら2セットの性質は別々に解釈しなければならなかった。もう一つ別にわかったことは、

訳注17）1章訳注4を参照。

図2－3

良い診療における3つの特徴2セットの中から、
それぞれの組の中で各特徴を1位とした回答者の割合
（ミシガン州デトロイトの先払い診療グループにおける研究」、1968年）

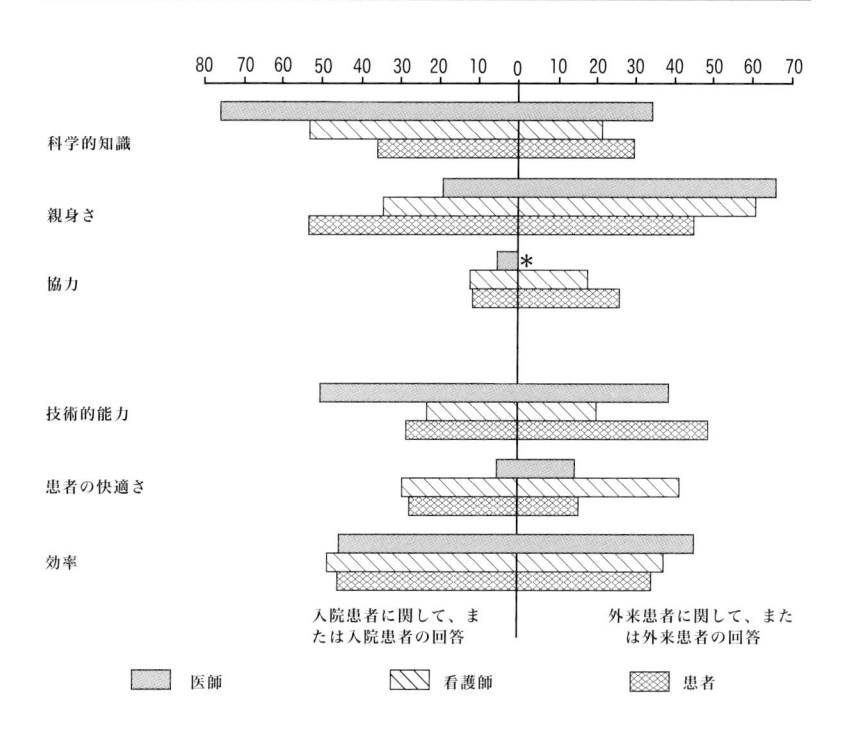

科学的知識

親身さ

協力　　＊

技術的能力

患者の快適さ

効率

入院患者に関して、ま　　外来患者に関して、ま
たは入院患者の回答　　　たは外来患者の回答

▨ 医師　　▨ 看護師　　▨ 患者

＊ 0％

出典：Smith and Metzner 1970, Tables 8-11, pp.271-74.

患者のタイプがこれらの性質の相対的順位付けに影響し、それは特に医師や看護師が判定・回答する時に大きく影響することであった。最後に、3群の回答者はお互い考え方が異なり、それは医療職の2グループと、患者の違い

がより大きく異なることもわかった。より詳細に検討すると、1セット目の3性質に対する外来患者の意見では、「患者に対して親身になって説明をする」ことが最重要であるという回答が最多であり、次に「科学的知識」がきた。予測とは異なり、医師と看護師は患者よりもさらに親身さを強調しており、患者は医療者と同じ程度に科学的な知識を重視していた。逆に入院患者に関しては様子が違っていた。患者が親身さ（関心と説明）を最重要視する点では同じであったが、医療者、特に医師は、入院患者がより重症なためか、科学的知識のほうに大きく傾いた。

2セット目の3項目の順位を見てみると、外来患者については、患者も医師も最重要なのは技術的な能力であると答えており、患者の快適さは最低に位置づけられていたが、看護師による評価は逆で、患者の快適さが最も重要と考え、患者自身よりもずっとこの側面を強調していた。入院患者に関する順位では、医師はさらに技術的な能力を強調し、患者の快適さをより低く評価し、看護師と患者自身は技術的な能力と患者の快適さに同等の注意を払っていた。「組織的な有効性」の中の2つの性質のうち、「協力」は医師にとって外来、入院のどちらでもあまり重要ではなく患者と看護師にとってはいくらか重要であると考えられていた。それとは対照的に、効率—ここでは迅速な診療という意味であるが—は外来、入院の両方でかなりの重要性を占めており、患者の快適さに対する評価を多くのグループでしのいでいた。

この研究をより明快に要約できれば良いのだが、私がここで行った説明はすでに元々のデータと彼らの分析から許される範囲を越えるかもしれないレベルにまで単純化されている。とにかく、質の構成要素を明確な言葉で表現するのは、それほど困難であるということをこの研究は示している。また、いくつかの構成要素の相対的重要性は回答者の属性だけでなく、患者の病状の重さや、それによる技術的要求によって変化するということもこの研究からわかる。

まとめと結論

バラバラな集団を対象とした大きく異なる研究をまとめて論ずるのは大き

なリスクが伴うことである。しかし、無秩序にバラバラなまま放っておくのは心情的に心地が悪いし、大まかであってもある程度のまとめが必要だと思う。そこで、確固とした結論を提供するためではなく、読者諸君と私自身の解釈と印象を共有する手段として、まとめを試みることにする。

　最初に我々は、質の意味について実証的研究を計画した研究者たちが、一般に質というものに対して、医師や施設の望ましい性質を問い、患者の満足や不満と相関する性質を特定する、といった、間接的な方法で取り組んだことを理解する必要がある。これらの間接的な方法からは同様に間接的な回答を得られるらしく、これらの回答は回答者の属性よって多様であった。つまり、管理職は診療施設がどのような仕組みになっており運営されているのかを重要視する傾向にあり、医師は診療の要素、それも一般的に技術的な構成要素に力点を置いて記述する。一方で患者は、施設の快適さや、医師が自分とやりとりをする時にどのように行動するのか、について話す。これらの大量の結果は、時に因子分析によってまとめられたり整理されたりしたが、それよりも、研究者らの頭の中にすでに存在する概念的な分類に沿って整理されることのほうが多いようだった。私の印象では、因子分析が使われたとしてもあまり役に立つとは思えない。この手法は、概念的な探索に伴って使われる時に最も役立つが、概念的探索に取って代わる、または主たる道具になるものではないからだ。

　私が概観したほとんど全ての研究では、質は診療のもたらす結果からは定義されておらず、医療者そのものや医療者の行動によって定義されていた。結果が重要な要素として明示的に表れるためには、診療結果の検討を意図的に研究計画に含めるべきであるように見える。しかしながら、時に隠れてしまっているとはいえ、望ましい結果への期待が、医療者の望ましい性質を形作る最も強力な原動力になっていると考えるべきである。

　何が患者の思う良い医師・良い医療施設かを探る研究では、医療施設の快適さに関するもの、医療者との人間的な交流の面に関するもの、そして、技術的な能力という3つの大分類がはっきりと見て取ることができる。最初の点は患者にとって重要ではあるが、医師と看護師にとっては相対的に低い位

置にあると言える。しかし、他の2点のお互いの相対的重要性は決めることは出来ない。人によっては対人関係的な過程のうち、感情的要素を主に重要視する傾向の者もいれば、診療の技術的な側面を主に重要視するという人もいる。しかしながら、私はフリードソンが言ったように、ほとんどの人が「親身さ」と「能力」の両方を望んでいるというのが現実により近いのではないかと信じている。実際、人間的関心と能力の2つは、人間的な関心が、医師が持っている能力を患者のために使う保証となるという意味で、機能的に関連しあった性質である。

　親身さと能力は機能的に関連しているものの、これら二者のうち一方にどれだけ重点を置くかにおいては、人は様々である。これに関して最も妥当な説明は、患者にとって、これら2つのうちどちらがより欠けている頻度が多いか、そして、どちらが欠けていることが、病気の状態を考慮した上で、より有害であるかによってどちらを強調するかが決まる、ということではないだろうか。この観点からすると、この章で概観した研究のうちのいくつかで、人間関係的な面がより強調されているということは、多くの人々が技術的な診療の質にばらつきが少ないと予想しており、逆に人間関係的な性質に大きなばらつきがあると思っていることを示している。しかしながら、我々は人間的な関心そのものから通常よりも大きな満足を得る人がいる可能性も認識しておかなければならない。

　カルテの記録の研究で報告されたように、医師の診療を分析しても、質に関する医師の定義に入る全ての考え方が得られるとは期待できない。医師が行うことの多くはカルテに記載されない。特に、対人関係的な扱いの記載はカルテには存在しないことが多い。しかし、何が有効または無効な診療であるのかを医師に問うと、その回答から身体的機能、心理的機能、社会的機能を含む広義の健康の定義と、これらの機能を改善または害する様々な活動を洗い出すことができる。とはいえ、この様々な次元の中で、医師の回答には、明らかに技術的診療とそれが身体的な健康と機能に与える影響を重視する傾向が存在する。

　患者と医療者の視点を比べると、両者の間には非常に多くの共通点がある

ことがわかる。両方の視点において、技術的能力を責任持って行使することが中核に位置している。しかし一方で、患者は、相対的にどちらかというと対人関係的な側面を重要視し、医療者とは明確に異なり診療の快適さを重要視する。また、患者は相対的な重要性を考えるに際してあまり区別を強く意識していないがために、多くの性質が同程度の重要性を持つものとして評価されているとも考えられる。他方、医師はより明確な優先順位の意識を持っているようであり、それは、より細かく患者の病状に合うように調整されている。これは、逆説的ではあるが、状況によって医師は技術的側面をあまり重視せず、患者よりも親切さを重視するであろうことを意味している。また、医師は少なくとも大まかには患者の好みに気がついているとも考えられる。同時に患者が望むこと自体と、医師が患者が望むだろうと考えることに重要な不一致があることも見て取れる。このことから、問題が起きるのは、医師が患者の望んでいることを取り違えたり、あるいは医師が正確に患者の希望を理解していてもそれに答えようとしなかったり、答えられなかったりするためであることになる。しかしながら、これらの不一致があるにしても、根本的な部分については大まかに一致しているため、明らかな不一致が抑えられ均衡がとられている。システムに安定性があり、頻繁に高い患者満足が報告されるのはこのためであると言える。

　最後に我々は、「良い診療、良い医師、良い診療所の性質はあまりに多種多様なため、質に関する統合的な概念の構築や単一の実証的な質の測定は不可能である」または「医療者や施設全体の成績を構成する内容が数多くあるために、『それらがおしなべて均一であり、ある1つの側面で優れているから他の多くの点についても優れている』と考えるのは非現実的である」、という主張に対して反論しなければならない。このことは議論を深めていくにつれ難しい問題である。しかし、とりあえず、1章で提示した質の概念モデルは様々な研究結果に簡単に適合できそうである。それはそのモデルが一般的な言葉で書かれすぎていて解析上の有用性がまったく失われているとも考えられるが、私はそうではないと私は思う。もっとも、「モデルが研究結果を説明することができるということが、独立した妥当性の証拠である」とまで

言えたらいいのだが、実はそうは言えない。なぜなら、それは私が今までの研究のモデルと違って、これらの研究結果をすでに知った上で、それを踏まえてモデルを構築したからである。

2章の注釈

1）フリードソンが使用した質問は彼の本の p.252-3 の 15 番だと私は推測する。回答に関する彼の議論は p.49-50 に載っている。p.50 の脚注は特に彼自身の結果とコーザーらの結果の関係を指している。フリードソンは、社会的階級から独立した現象としてコーザーの分類を確認することができなかったことを、最終結論として考えるべきではないと注意深く指摘している。彼はさらに研究が必要だとしている。

2）私とフリードソンの見解は偶然似通っており、これは、独立してお互いを支持する証拠である、と言えれば良いのであるが、残念ながらそうではない。1章を書いている時に私の思考の中心になかったにせよ、フリードソンの仕事はもちろん私もよく知っていた。

3）親身さと能力に関するフリードソンの詳細な記述は彼の本の p.50-56 に見られる。ここで私が紹介した概要はほどよく原文と一致していると思う。

4）実際に使用された質問はフェルドマン（1966）の p.173 の 24 番にあり、その結果は p.84-87 に記述されている。

5）満足とその関連因子の議論はサスマンの p.65-75 に記載されている。

6）良い診療所と良い医師の性質に関する議論はフィッシャー（1971）の p.241-42 に記載されている。回答者に提示された良い診療所の 15 の性質は p.241 に載っている。

7）サナザロとウイリアムソンが参考にした決定的事象法への基本的な参考文献は J.C. フラナガン（Flanagan）の「決定的事象法」（Flanagan, 1954）である。彼らはこの手法の医療研究への応用をいくつか紹介している。その中に R.F. ワグ

ナー（Wagner）の「歯科医への決定的な要件」（Wagner, 1950）や、J.T. ベイリー（Baily）の「看護職の有効性を決定する行動基準を発見する際の決定的事象法」（Baily, 1956）がある。

8) 当初は内科医サンプルの回答が分析され（Sanazaro と Williamson 1968a, 1968b)、後に、外科、小児科、産婦人科医が追加された（Sanazaro と Williamson 1970)。分類自身も少し改訂された。当引用文献に最終版が掲載されている。

9) この表では、サナザロとウイリアムソンがこの論文や以前の論文（1968a）で使った「患者の最終結果」と「診療過程の結果」の区別が無視されている。患者の最終結果は先行する医療行為がなくても起きえた事柄であり、診療過程の結果は常に前の医療行為による。この性質は研究者たちの最終分類には表れない（1970）。しかし、彼らはこれらの区別は現実に存在し、かつ有用であると考えている（Sanazaro と Williamson 1970, p.303）。

10) プライスらに提供されたデータは、私ができなかった、さらに興味深い解析を可能にしている。

2章の参考文献

Baily, J.T., "The Critical Incident Technique." in Identifying Behavioral Criteria of a Professional Nursing Effectiveness." Nursing Research 5 (1956):52-64.

Cartwright, A., Patients and Their Doctors: A Study o f General Practice. New York: Atherton Press, 1967. 295 pp.

Coser, R.L.,"A Home Away from Home." Social Problems 4 (1956):3-17.

―――, Life in the Ward. East Lansing, Mich.: Michigan State University Press, 1962. 182 pp.

Feldman, J.J., The Dissemination of Health Information. Chicago: Aldine Publishing Co., 1966. 274 pp.

Fisher, A.W.,"Patients Evaluation of Outpatient Medical Care." Journal of Medical Education 46 (1971):238-44.

Flanagan, J.C.,"Critical Incident Technique." Psychological Bulletin 5 (1954):327-58.
Freidson, E., Patients' Views of Medical Practice. New York: Russell Sage Foundation, 1961. 268 pp.
Hopkins, C.E.; Hetherington, R.W.; and Parsons, E.M.;"Quality of Medical Care: A Factor Analysis Approach Using Medical Records." Health Services
Hulka, B.S.; Zyzanski, S.J.; Cassel, J.C.; and Thompson, S.J.;"Satisfaction with Medical Care in a Low Income Population." Journal of Chronic Diseases 24 (1971):661-73.
────── ; Kupper, L.L.; Daly, M.B.; Cassel, J.C.; and Schoen, F.; 'Correlates of Satisfaction and Dissatisfaction with Medical Care: A Community Perspective." Medical Care 13 (1975):648-58.
Klein, M.W.; Malone, M.F.; Bennis, W.G.; and Berkowitz, N.H.;"Problems of Measuring Patient Care in the Out-Patient Department." Journal of Health and Human behavior 2 (1961):138-44.
Price, P.B.; Taylor, C.W.; Richards, J.M.; and Jacobsen, T.L.;"Measurement of Physician Performance." Journal of Medical Education 39 (1964):203-11.
────── ; Taylor, C.W.; Nelson, D.E.; Lewis, E.G.; Loughmiller, G.C.; Mathiesen, R.; Murray, S.L.; and Maxwell, J.G.; Measurement and Predictors of Physician Performance: Two Decades of Intermittently Sustained Research. Salt Lake City, Utah: Aaron Press, 1971. 164 pp.
Riedel, R.L., and Riedel, D.C., Practice and Performance: An Assessment of Ambulatory Care. Ann Arbor, Mich,: Health Administration Press, 1979. 306 pp.
Robert Wood Johnson Foundation, Special Report, Number One, 1978. 15 pp.
Sanazaro, P.J., and Williamson, J.W.,"A Classification of Physician Performance in Internal Medicine." Journal of Medical Education 43 (1968):389-97. [1968a]
────── ,"End Results of Patient Care: A Provisional Classification Based on Reports by Internists." Medical Care 6 (1968):123-30. [1968b]
────── , Thysician Performance and Its Effects on Patients: A Classification Based on Reports by Internists, Surgeons, Pediatricians, and Obstetricians." Medical Care 8 (1970):299-308.
Shiloh, A.,"Equalitarian and Hierarchal Patients: An Investigation Among Hadassah Hospital Patients." Medical Care 3 (1965):87-95.
Smith, D.B., and Metzner, C.A.,"Differential Perceptions of Health Care Quality in

a Prepaid Group." Medical Care 4 (1970):264-75.

Sussman, M.B.; Caplan, E.K.; Haug, M.R.; and Stern, M.R.; The Walking Patient: A Study of Outpatient Care. Cleveland: The Press of the Case Western Reserve University, 1967. 260 pp.

Wagner, R.F., "A Study of the Critical Requirements for Dentists." University of Pittsburgh Bulletin 46 (1950):331-39.

Ware, J.E., and Snyder, M.K., "Dimensions of Patient Attitudes Regarding Doctors and Medical Care Services." Medical Care 13 (1975):669-82.

Zyzanski, S.J.; Hulka, B.S.; and Cassel, J.C.; "Scale for the Measurement of 'Satisfaction' with Medical Care: Modifications in Content, Format and Scoring." Medical Care 12 (1974):611-20.

3章　評価のための基本的な方法：構造、過程、結果

　前2章にわたって一般的な質の定義の概念的、実証的研究を元にした探索を行ってきたが、これらはより複雑怪奇な課題のほんの最初のステップにすぎない。この章から今後のより大きな研究へと議論が発展する中で、この一般的定義が評価の方法、基準、標準へと進化するにつれ、質の定義にいくつかの新しい意味が加わり、より具体的で明確なものになるだろう。しかし、その最終的に行われる個別の実行段階の評価方法が、最も真実に近く質を表しているという意味ではない。逆に私は、我々が評価方法を検討する時には、常に最初の原則に立ち返るべきであると思う。このことは、本章でも同じであり、ここでは、一般的な法則から個別の評価方法へと進む基本的な方略を考える。

構造、過程、結果

　この本を私はこれまでの検討で明らかになった質の重要な選択を含んだ定義で始めた。医療の質が、医療が様々な程度で備えている性質であるということは、検討の対象が医療者と患者の間及び彼ら自身の内部で起こっている活動であることを意味する。この活動のことを私は医療の「過程」と呼んできた。この過程の質に関して判断を行うには、直接観察する、もしくは、記録された情報を検討して何が起こったのかを再構築するという2つの方法が考えられる。しかしながら、診療過程は評価の主な対象ではあるが、質の判断の根拠にはならない。質の判断の根拠は、一般的表現をするならば「医療の性質と、医療の結果として個人と社会の価値観に沿う形でもたらされた健康福利との関係についての知見」であるといえる。

　医療技術的な管理については、医療の過程の性質と結果の関連は、理論上その時点での医学と技術水準によって決定される。もっと焦点を絞れば、この関係は科学・技術の第一人者が行う仕事の中に表れている。つまり彼らの

発表する研究や行う教育、そして彼ら自身の診療を通して、明示的、暗示的に「良い診療」の技術的規範が定義されていると言える。

対人関係的な過程を扱う上では別の規範が存在する。これらの規範は一般的に人間関係、特に医療者と患者の関係を支配する価値観、倫理法則、規則から生ずるものである。これらの規範はその性質から、そのものが善であるとして考えられる。またさらに、それらは全体として、個別のまたは総合的な福利に貢献するものであると考えることもできる。

これらをまとめると、まず何よりも診療「過程」の質は規範的な行動として定義可能であると言える。これらの規範は医学という科学および社会的な倫理観や価値観から決まるものである。どちらにしても、これらの規範は価値のある結果に貢献するからこそ意味がある。しかし、社会的価値と倫理に関しては、これら規範が明白な診療結果に貢献するのとは別に、妥当でありえると認識しておくのが重要である。実際いくつかの例において、ある価値観の維持、例えば患者の自主性などは、見方によっては患者に有害なものかもしれない。それでも、この規範はもっと広範な意味、あるいは高邁な理論から尊重されているのである。

規範的な行動として質を定義することは医療職に合っており、伝統的に確立されたそのような扱いがほぼ神聖視されてきたと言える。(伝統的に) 良い医師は、患者にとって最善と信じられること、知られていることを行うことのみが要求され、あとの結果は神のみぞ知るとされた。近代では社会と科学が「進歩」し、リー (Roger I. Lee) とジョーンズ (Lewis W. Jones) はこの伝統を以下の今となっては古典的な定義に組み込んだ。

> 良い医療とは医療職の著名な指導者によってその時点の地域・集団における社会文化的、職業的発展段階において、教えられかつ実行されている医療のことである。(中略) この研究の中で用いられている良い医療という概念は以下に述べるような、ある種の「信条」に基づいている。
> 1. 良い医療は医学に基づいた合理的な医療に限られる
> 2. 良い医療は予防を重視する

> 3．良い医療は一般大衆と、科学としての医学を実践する者との間の知的協力の上に成り立つ
> 4．良い医療は個人を全人的に扱う
> 5．良い医療は医師と患者の緊密かつ継続的な人間関係を維持する
> 6．良い医療は社会福祉活動と整合性がとれている
> 7．良い医療は全てのタイプの医療サービスを統合するものである
> 8．良い医療は近代科学としての医学のうち全ての必要なサービスを全ての人々の必要性に応じて適応することを意味する[1]

　リーとジョーンズの研究から導かれた、より詳細な質の性質の記述は巻末付録Aに掲載されている。
　私はこれまで、医療の質を評価するための最も直接的な道は、その医療そのものを吟味することであると述べてきた。しかし、私の考えでは間接的な方法が少なくとも2つ存在する。1つは「構造」の評価であり、もう1つは「結果」の評価である。
　「構造」は医療の提供者、または提供者が使える道具や資源、その働く組織的な場所の比較的安定した特徴を意味している。構造という概念は医療を提供するのに必要な、人的、物理的、財政的な資源を含んでいる。この言葉は専門職の人材の数、分布、資格、また、病院や他の施設の数、規模、設備、また、地理的な性質などを含有するものである。しかしさらには、この概念は生産の要素を越え、医療サービスの提供や財政の公式、非公式な仕組みにまで広がる。医療保険の存在も構造の一側面である。また、個別にまたはグループで医師が仕事をする仕組みや、彼らが報酬を受け取る仕組みも構造の一側面である。構造は、病院における医療職、看護職の組織や医療の質の吟味活動の有無、その特徴や詳細に至るまで含んでいる。構造の基本的な特徴は、それが比較的安定しており、医療を生み出す「環境」としての機能があり、また提供される医療の種類を左右するということである。
　医療の質を測る間接的な尺度として構造を使う場合は、質の高低は、構造の性質が医療に対して及ぼす影響の内容によって判断される。医療の質に有

益な効果があると信じられている、またはすでにわかっている構造は、それが存在する時に、間接的に医療の質が高い証拠として考えられ、逆に質を害するとされる構造は、低い質の証拠として考えられる。そのため、構造は良いパフォーマンスの確率を増減するが故に質に関係すると言える。もちろん、医療の質に関係しない部分で、望ましい／望ましくない構造の性質も存在する。これらの性質は医療の質の評価には関係ないが、医療施設、プログラム、システムの「質」を判断するのに使われるなど別の検討事項に関係するかもしれない。

　もちろん構造と医療の質の関係は、個人に対する医療サービスを提供するように意図されたシステムの、計画、設計、実行において最も重要である。しかし、医療の質を評価する手段としては、構造はやや大ざっぱな道具であり、総合的な傾向を示すことしかできない。構造とパフォーマンスの関係についての知見は不十分であるため、医療の質の指標としての構造の有用性は限られている。ブラム（Henrik L. Blum 1974）が提案したように、より詳細で条件に適合した構造の用件を開発することによって、どの程度の感度・特異度の改善が達成できるのかは、これからの研究を待たなければならない。最後に、構造は比較的安定しているため、時折検査することは必要であるが、継続的な監視は必要ではない。

　良い構造、つまり、資源が十分であり、システム設計が適切であることは、おそらく医療の質を守り促進する最も重要な手段であると私は思う。良い構造は医療の質を監視し、その所見に基づいて行動するためのうまく設計された仕組みを含んでいる。しかし、この本は医療の質の評価と監視についてであり、どうやって医療システムが設計され組み立てられるべきであるかについてのものではない。そして、現時点における質についての正確な情報源として、構造の評価は、医療の過程や結果の評価よりも重要性がかなり劣る。また、紙数も限られているため、本書では構造はあまり注目しない。しかし、本書の後に準備予定の医療の質の代表的な研究の吟味においては、構造とパフォーマンスの関係についてどのようなことが言われているかについて詳細に記述する予定である。そのような知見は、質の評価に構造をよりうまく使

うための、また、良いパフォーマンスを促進し、報いるシステムを設計するための基礎的研究になる。

　「結果」の吟味は医療の質を評価するのに使えるもう1つの間接的アプローチである。本書では、「結果」という言葉は、医療によって患者にもたらされた、現在とその後の間での健康変化を意味する。健康のやや広い定義に倣って、私は通常の身体的生理的面に加えて社会的心理的な機能の改善も考慮に入れようと思う。また、別の方向への拡張になるが、患者の姿勢（満足を含む）、患者が得た健康関連知識、そして、健康関連行動の変化も加えたい。これら全ては現在の健康の構成要素、または未来の健康に寄与するものと考えられる。

　健康状態の変化によって医療の質を定義しておきながら、健康状態の変化を医療の質の最も直接的な尺度ではなく間接的な尺度とすることは奇妙に見えるかもしれない。尊敬する多くの研究者からこの枠組みを批判されても、長年にわたって私がこの枠組みを信じてきたのは、一部には字義上とも言える理由によってである。というのは、「医療の質」と言った時、それは最も直接的に認識可能な医療そのものの質を考えており、それは規範的な診療行動であると考えられるからである。別のもっと現実的な理由は、他により直接的な医療の質の尺度が存在しなかったからである。明らかに、「構造」はより直接的な尺度とは言えない。「結果」である健康状態の変化については、そのような変化の原因となる医療以外の原因が除かれ、医療がその変化をもたらしているという合理的な確信が持てる、つまり真にその変化が医療の「結果」であると呼べない限り、医療の質の尺度としては機能しない。もちろんコインの表裏のように、医療の過程の要素は健康状態の望ましい変化と関連することが立証されて初めて医療の質を意味する、と言うこともできる。一般論としてこれは全くその通りである。しかし、ある診療行為が特定の状況で良い結果と明確に関連していることが一旦立証されたならば、それらの状況においてこれらの診療行為が行われていること、行われていないことそのものだけで、良い質、悪い質の証拠とすることができ、それ以上確認をする必要はなくなる。逆に、結果としての健康状態の変化からは、それが言える

とは思えない。健康状態の変化が見られた時、それが先行する医療に関係すると考えられる根拠が必要なばかりでなく、さらにその関係、少なくともその変化を説明する他の要素が存在しない、かつ望むらくは当該医療が理論上の予測でなく実在したことを確認する必要がある。

現実なのか、想像の産物なのかはさておき、医療の質を評価する方法としての過程と結果の両方向性については、再度記述することになると思う。ここでとりあえず、必要なことは、医療の質の評価には構造、過程、結果という3つの主なアプローチが存在するということを受け入れることである。この三重のアプローチが可能なのは、これらの要素の間に根本的に機能的関係が存在するからであり、これは以下のように図示することができる。

　　　構造　→　過程　→　結果

これは、医療が実践される構造的特徴が、医療過程の質が良くなったり悪くなったりするのに影響する傾向があることを意味している。また同様に、質のばらつきなどを含む過程の変化は、医療の健康状態に対する効果を左右する。このように考えることで、巻末付録Bに含めたような医療の質の様々なより個別的な指標を作成・分類するのが容易になる。

この枠組みは、重要な理論的・実践的意義を持つ基礎関係の上に成り立っているが、ここでは主に医療の質の評価と監視というやや混乱した分野での思考の整理に役立つ方法として提示されている。このために、私はこの3連続の構成要素をできるだけ注意深く定義した。しかし、多くの曖昧さが残っていることもわかっており、これは、特定の事柄を3つの要素のうちのどれかに厳格に当てはめようとすると明らかになる。これは、3部分への分割という作業がやや恣意的な抽象化であり、現実には諸要素がそれほど明らかに分離せずに因果関係にあり、さらにおそらく多くの枝分かれを持った連鎖として並んでいるためである。このような連鎖の中でそれぞれの要素は、次に来る要素の最低限一定の原因となっており、それ自身が前に来る要素によって引き起こされている。サイモン（Herbert A. Simon）はその見識深い分

析の中で、この類の連鎖においては、手段と目的の区別を試みるのは不毛であると指摘している。逆に言えば、解析者の目的と視点により、連鎖のどの部分を解析するのか、何が手段で何が目的なのかが決まるのである（Simon 1961）。例えば私は、「結果」を3部工程の最後に置くことで、「健康」の改善が医療の主たる目的であると想定した。[2] しかし、他の文脈では、健康は他の目的、例えば経済的な発展の手段かもしれない。またさらに別の状況では、健康を変化させないことが医療の目標として適切なことだってあるかもしれない。さらには、医療の過程はより小さな部分に分割され、それぞれの部分が「結果」を持っているかもしれない。これからいくつかの例を挙げてみる。

　医療の質評価の歴史上重要なステップとなる早期の研究の中で、マコバ（Henry B. Makover）は「医療の最終産物」が「提供された実際の医療行為」であるとした（Makover 1951, p.825）。マコバの枠組みは2つの構成要素しかなく、私の用語を使えば（1）構造（これは彼が研究対象とした前払いグループにおける政策、組織、管理、財政で代表される）と（2）過程（これは生産された医療であり、マコバはこの前払いグループの「最終産物」であるとした）である。

　マコバの枠組みは私のものよりも先に作られたものであり、私は後の発展を元に彼の視点を再解釈しなければならなかった。ドール（Richard Doll）による最近の提案は明らかに質評価の三位一体的考え方を拒否しており、別の2部構造、つまり構造を除外して過程と結果を支持している。彼の言葉によれば、「一般的な通説には反して私は、構造は結果を左右する過程の一部であると考え区別しなかった」という（Doll 1974, p.305）。

　ウイリアムソン（John W. Williamson）が別に再構築した思慮深い枠組みでは、特定の結果から始まり、逆向きにその結果につながる過程にたどり着く評価システムが紹介された（Williamson 1971）。この順序を逆にすると、ウイリアムソンの枠組みは私の枠組みに以下のように重ねることができる。

　　構造　→　診断過程　→　診断結果　→　治療過程　→　治療結果

ウイリアムソンが行ったのは、過程のグループを診断と治療を表す2つの部分に分けたことである。治療の結果（及び先行するもの全て）は健康状態の変化で表される。診断活動の結果は、診断そのものである。しかし、これは通常結果自身というよりも、進行の途中で終了したステップを表している。以前の著作で私は、このようなものを「手順目標」（procedural endpoint）と呼ぶことを提案した（Donabedian 1966, p.169）。この提案に反響がなかったことから考えるに、この提案に何か不適切または魅力的でないものがあったのだろう。

　これまでに引用した例から、構造、過程、結果という3つの分割は様々に改変ができるものである。私は、これらの改変は、正しく理解され適切に使用されるのであれば、妥当かつ有用であると考える。そこで、いくつかの重要な代わりの枠組みを概観し、それらの類似性、相違、また意義についてコメントしたい。

他の枠組み

　構造、過程、結果の3部構造には、その前後に祖先と子孫が存在する。祖先の中で私の思考に大きな影響を及ぼした最も重要なのは、ミンデル・シェプス（Mindel C. Sheps）の論文である。そのシェプスの論文は、おそらく初めて、質評価の大まかな側面を集めて整理し、以前に混乱していたものに秩序をもたらした。シェプスによると、病院の質を評価するのに使用されている主な方策は以下のように分けられる。

- 適切な医療のための必須条件または必要条件の評価
- パフォーマンスの要素の指標
- 医療の効果の指標
- 質的な臨床評価（Sheps 1955, p.879）

　この分類とその要素の記述を考えると、これを少し並べ替えることで、3

つの要素が出現し、それが構造、過程、結果とうまく記述できることがわかる。表3-1の最初の2つの部分はこの2つの分類の対応を示している。

　私の枠組みの後に考案された枠組みの中で最も興味深いものにデ・ゲインド（Willy De Geyndt）が1970年に提案したものがある。この提案が興味深いのは3部構造に代わる枠組みを提供しているからだけでなく、私が対象のレベルと範囲と呼んだものが枠組みへ与える影響を、大変明確に表しているからである[3]。もし、私の理解が正しければ、彼のモデルの主な特徴は、健康の定義を広く包括していることと、その定義に対応する医療サービスの全範囲が入っていることである。最も狭い範囲で考えた場合、医療サービスは疾病の診療に限定されるだろうが、最大限広く考えた時には、大別して、社会的精神的健康の促進、身体的健康の促進、予防的指導、疾病の予防、早期発見、疾病の診療、身体的リハビリテーション、社会的リハビリテーションから構成されている。質の定義と評価に入ってくる活動と基準は、この列挙した事項のどの要素が合理的に含まれ、あるいは除外されるのかということになる。

　さらに、デ・ゲインドは個人のレベルでの解析と地域または集団のレベルでの解析の違いの重要性、及び、1つの診療エピソードとより長期に連続したものとの違いを強調している。この前者の違いから、彼は「結果」という主に個人の身体的健康の変化と、「影響」という医療サービスが広く集団全体に与えるより包括的な健康の定義における効果を区別した。そのためデ・ゲインドによる「結果」と「影響」の区別は、解析対象のレベル（個人対集団）の違い、及び健康の定義の範囲（身体生理的なもの、対、生活の質に近いもの）に一部基づいているように見える。

　上述した相違のうち後者、つまり1つの診療エピソードと一連の診療の区別をするために、デ・ゲインドは、診療に含まれる個別の活動を「内容」と呼び、これらの活動の組み合わせを「過程」と呼んだ。ここで、「過程」の範囲は、継続性、整合性、チームワーク、適切な順序を含んでいる。

　以上のことを考慮すると構造、過程、結果の3部構造はもっと詳細な準連

表 3 − 1

質の評価やプログラム評価への様々なアプローチの枠組みとその相互関係

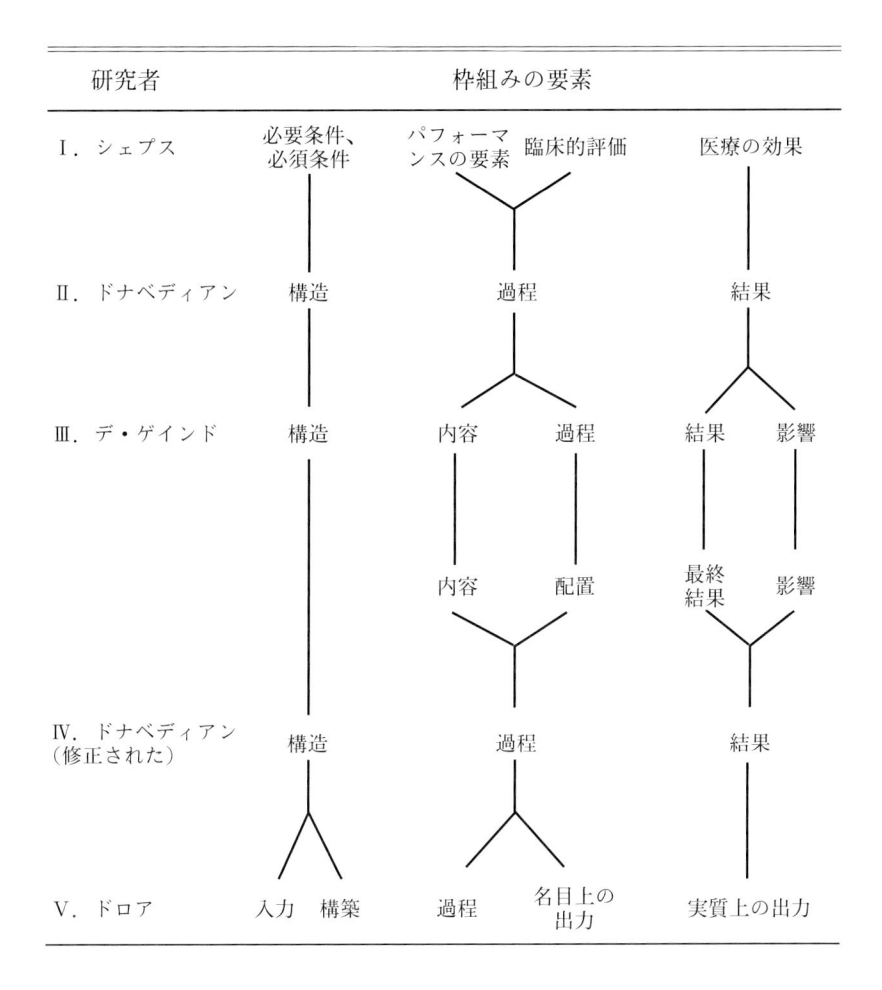

研究者	枠組みの要素
Ⅰ．シェプス	必要条件、必須条件　　パフォーマンスの要素　臨床的評価　　医療の効果
Ⅱ．ドナベディアン	構造　　　　　　過程　　　　　　　　結果
Ⅲ．デ・ゲインド	構造　　　内容　過程　　　結果　影響
	内容　配置　　最終結果　影響
Ⅳ．ドナベディアン（修正された）	構造　　　　　　過程　　　　　　　　結果
Ⅴ．ドロア	入力　構築　　過程　名目上の出力　　実質上の出力

出典：Sheps 1955 ; Donabedian 1966 ; De Geyndt 1970 ; Dror 1968.

3章
評価のための基本的な方法：構造、過程、結果

続構造、つまり「構造」、「内容」、「過程」、「結果」及び「影響」に分けられることになる。私には、しかし、一般的なモデルもデ・ゲインドが提案したより細かい分類も私のモデルと一致しているように見える。表3－1の2行目と3行目はこの対応の一面を表している。そして4行目には、私はこの2つの枠組みを融合させるために、同じ言葉が違うことを意味しないように配慮しつつ新しい名前を提案した。

　デ・ゲインドの枠組みと私の枠組みが対応するという事実は、双方の枠組みの一般的なアプローチが可能かつ有用であることを示している。さらに、公共政策というまったく別の分野でも、このことを支持する所見が報告されている。公共政策の評価においてイェヘッケル・ドロア（Yehezkel Dror）は表3－1の5番目のような連続構造を提案した。ドロアの枠組みにおける「入力」は、（1）有資格者の頭数と費やす時間、（2）資格に伴う基礎能力以上に人材のもっている知識、（3）情報処理に使われるものを含む設備、（4）エネルギーと原動力、を含んでいる。ドロアは金銭という入力は重要事項であると認識していたが、評価の作業において金銭的入力はより明確な事項に転換されなければならないとした。入力の種類とバランスはもしかすると、また別の分類と見て良いかもしれない。なぜならドロアの言葉を借りれば、「様々な入力の混合方法により、個別の意義の総和よりもはるかに多くの意義が生まれる」からである（Dror 1968, p.57）。この考えと、構造、つまり公共政策の計画と実行に際して入力がどのように構成されているか、とはきわめて近いといえる。政策決定における「過程」については、2つの成果があると見られている。1つ目は政策そのものである。ドロアの枠組みでは、これは「名目上の出力」と呼ばれている。診断と治療を含む患者管理計画が、私はドロアの言う「名目上の出力」に相当すると思う。もしそうであるならば、これは私の言葉で言えば「手順目標」であろう。ドロアの言葉で言う、「実質上の出力」は治療の実際の効果であり、質の評価のモデルで使われている言葉で言えば、結果、最終結果、もしくは影響の分類に相当する。

　ウイリアムソンの仕事はこれらの別な枠組みの中で特別の位置を占めている。ウイリアムソンが仕事の早期段階で、診療の過程を診断的、治療的部分

に分割し、診断を診断過程の結果、健康の変化を治療過程の結果としたことについては前述した。彼は後の仕事において、結果の概念を「一時点の測定において、提供されたまたは必要とされた医療の結果によってもたらされた、患者、健康問題、医療提供者、またはそれらの診療過程における相互作用の全ての性質」を含むように拡大した（Williamson 1978, p.26）。サイモンの手段―結果の連鎖を連想させるような枠組みの中で、ウイリアムソンは「過程」とは因果関係で結ばれる一連のイベントであるとした。この一連の流れをウイリアムソンは映画のコマに見立て、「過程」を構成すると説明した。以前には折り重なっていた一連の流れの中にあるそれぞれの要素は、映画が止まった時のように単独で取り出されて吟味される時、実はその部分が以前のイベントによって因果関係的に引き起こされるという見方をすれば、実は「結果」であると言える。そして、実際、時間を止めたように、私たちが静的にそれらを評価する際には、一連のイベントの中の全てについても同じことが言える。そのため、聴取された病歴や、行われた診察、行われた検体検査は全て、最終的に与えられる診断がこの診断過程全体の結果であるのと同様に、それぞれの部分がそれぞれの前の部分の結果である。また同様に、手術や薬物療法の施行は、治療過程のコース中で結果であり、身体・心理・社会的健康状態のいくらかの改善という最終結果に、より近い部分である。この新しい見方によれば、以前から広く行われている医療利用レビュー[訳注18]（Utilization review）、診療録評価（Chart audit）、診療者特性分析（Profile analysis）は、ウイリアムソンによれば結果評価の一種であるということになる（p.28）。それに対して、過程の評価は、診療を構成する手技がそれ自身「妥当かつ適切に遂行されている」かどうかを判断できるように、いわゆる「音声映像的な手段」を用いて「経時的に直接観察することが必要」になる（Williamson 1978, p.34, 35）。

　この考え方からは、どのような診療要素であれその前の行動に因果関係で関連している限り、単にそれを行うこと自体も結果基準であると言える。こ

訳注18）これは詳細な保険査定のような働きである。

れを「過程」の分類に変換するためには、診療の部分がどの程度うまく行われているかを直接観察することが必要になる。それ以外の何がこの過程の概念の中に含まれるのかを言うのは難しい。ウイリアムソンには評価の伝統的な概念のほとんど全てを汲み出してしまった後に残っているものには興味がないようにも見える。しかしながら、もっと動的な性質であるタイミングや順序、継続性、整合性などを考慮すれば、「過程」の範疇から失われた尊厳のいくらかをとり戻すことになるものの、結局デ・ゲインドの提案したものと対してあまり違わない概念に落ち着いてしまうだろう。このようにして、ウイリアムソンの過激とも思われる枠組みは、過程と結果の間に通常設けられる区別を壊してしまうように見えつつ、実はより伝統的な枠組みの範囲内で収まるものなのかもしれない。

　私が思うに、このような全ての枠組みと比較したことで、構造、過程、結果の基本的枠組みが、妥当性と有用性を獲得したといえるのではないだろうか。この基本的な枠組みの妥当性は、それが他の枠組みの基盤として明に暗に存在することによって示されているし、その有用性は、分類上、概念上の根本的な意義を失わずにかなりの応用や精巧な調節が可能であるという柔軟性によって高められている。当初から私は、「構造」、「過程」、「結果」を拘束的にではなくガイドとして示したつもりである。読者諸君は表3－1に示した枠組みの中から自分自身の必要に合ったものを自由に使うか、またはいくつかの要素を選んで自分自身で新しい枠組みを作るべきだと思う。例えば、私が最も魅力的に感じる普遍的枠組みは以下のようなものである。

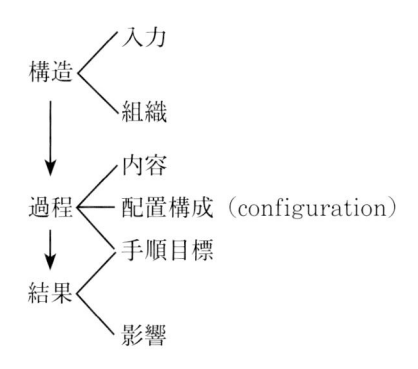

```
構造 ──┬── 入力
       │
       └── 組織
  ↓
過程 ──┬── 内容
       ├── 配置構成（configuration）
       └── 手順目標
  ↓
結果 ──── 影響
```

　しかしながら、私は次の日には心変わりして、ゆるい口調で「根本をしっかりつかんだら、どれも同じようだから、のんびりと考えていれば良いじゃないか」と読者に勧めるかもしれない。

　また、私は最初から「構造」、「過程」、「結果」を、質の性質としてではなく、質を構成・定義する各性質の有無について情報を得るための方法として提案した。この理論を応用したものが1974年にドールによって提案された医療政策や診療の効果を評価、モニターするしくみの中に見られる。ドールは「この分野には3つの側面があり、それは、医学的効能、社会的許容可能性、経済的効率である。これらはそれぞれ独立であり別々の評価方法が必要である。さらにそれぞれの側面は、達成された結果、または結果を導く過程を評価することでモニターできる（Doll 1974, p.305）」と述べている。ドールがその枠組みの中で構造を過程の一部に含めると決めたことについてはすでに触れた。別の注目すべき点は、ドールが効果の3つの「側面」が別々のものであることを強調したことである。これは、私が「統合的モデル」において3つの側面を可能な限り融合させようとしたのと逆である。しかしながら、ここで私が強調したいのは、この違いではなく、彼と私の視点が似ていることであり、3つの効果の側面と2つの評価方法を組み合わせて**表3−2**に示したような表とすることができる。このような表が評価の方法を分類するのに役立つことは疑いがなく、ひょっとするとすぐには思いつかなかったような方法を見つけるのに役立つかもしれない。（彼のではなく我々の目的

表3-2

1974年のDollによる提案に基づいた医療政策と診療の効果の評価と監視の表

効果を定義または構成する特徴	評価とモニタリングのアプローチ	
	過程（構造を含む）	結　果
医学的効能	1．疾病調査によって解明された必要性に対するサービスの活用 （2．専門的に定められた診療基準と水準の遵守）	1．年齢層と地域ごとの死亡率 2．疾患特異的死亡率 3．診療部門や病院ごとの死亡数 4．罹患率：既存データと定期検査 5．健康と能力の指数
社会的許容可能性	1．予約や入院などの待ち時間 2．資金の割り当てによって大ざっぱに示された、同等の危険度の患者への同等の治療を受ける同等の機会：	1．苦情や政治的圧力などから推測される公衆の満足度または不満 2．世論調査 （3．社会集団、地域間での健康状態の平等化）
経済的効率	1．入院期間（経時変化）の病院間の違い （2．機能に対する設備の大きさ） （3．人員配置の妥当性）	1．早い離床と退院の健康効果 2．費用便益分析で示される明確な健康増進達成のコスト

出典：1974年Dollに基づいている

　Dollが提議と評価をした医療政策から選んだものを著者自身の判断で要約し、分類を行った。また、Dollが言及していないいくつかの政策も加えた。これらは括弧内に示されている。

にとっては)残念ながら、ドール教授はこの表をそのような形では使わなかった。彼はいくつかの理由から「結果に最も注目する」こととし、構造や過程の評価は軽んじている。そのため、私は自分の判断で、ドールが提案したいくつかの評価方法を分類し、表を埋めるために他の評価方法を追加した。しかし、表3-2は、質の性質と評価方法が、複雑な要素を整理するのに有効であるという例を示すことが目的なのであり、表に手を加えたことはたいしたことではない。

　他のよく似た例は、外来診療の成績を評価する方法について包括的な分類を提案した、フリーボーン（Donald K. Freeborn）とグリーンリック（Merwyn R. Greenlick）の研究に見られる（Freeborn and Greenlick, 1973）。その分類は表3-3に簡単にまとめてあるが、巻末付録Cにより詳しく示されている。ここでは、その主たる性質を吟味して、この章のテーマに関連づけ、フリーボーンとグリーンリックによって提案された分類が、すでに記述した視点と枠組みから導かれること、またはそれと調和することを示せればと思う。もっとも彼らの分類は診療の全プログラムの中の一部、医師─患者コミュニケーションの評価を扱っているということは心にとめておかなければならない。[5]

　表3-3を見ると、フリーボーンとグリーンリックの考えるところでは、評価には2つの主な側面、つまり、効果と効率があることがわかる。効果の評価はさらに、技術的効果と心理社会的効果の2つの評価に大きく分類される。技術的効果を評価する方法は既におなじみとなった構造、過程、結果のタイトルのもとに分類されており、診療の過程には、デ・ゲインドと同様に医療者の行動だけではなく、利便性や継続性の性質も含まれている。しかしながら、ここ以外では、構造、過程、結果は整理のための分類として使用されていない。代わりに、心理社会的効果の評価部分は、患者あるいは医療者の満足を対象とした評価に分けられ、これらには性質（例えば満足など）や行動（例えば通院先を変える）が含まれている。

　物事を単純なままとどめるために、私は効率については議論しないことにする。効果については、構造、過程、結果の分類は技術的効果だけではな

表3-3

外来診療システムの実績評価へのアプローチの分類における主な区分
(フリーボーンとグリーンリックの提案、1973)

- I. 効果の評価
  - A. 技術的効果
    1. 構造
    2. 診療の過程
       - a. 利便性
       - b. 医療提供者の成績
       - c. 継続性
    3. 診療の技術的な結果
  - B. 心理社会的効果
    1. 患者満足度
       - a. 態度の測定
       - b. 行動の観察
    2. 医療者の満足度
       - a. 態度の測定
       - b. 行動の観察
- II. 効率の評価
  - A. 入力と産物の関係
  - B. コストと産物の関係

出典:Freeborn and Greenlick 1973. から簡略化

く心理社会的な効果を整理する際にも十分有効であると私には思える。また、私の目にはフリーボーンとグリーンリックの提案した「利便性」、「医療提供者の成績」及び「継続性」という分類は、時間経過の順に挙げられた「技術的効果」の3つの性質であると思える。さらに、「医療提供者の成績」は、私が技術的管理と対人関係の管理と呼んだものに対応する2領域に分割できると推察することができる。ここでは明に暗にこれらの性質が、構造、過程、結果を分析することで評価できることが示されている。しかしながら、フリーボーンとグリーンリックは少なくとも暗黙のうちに3つの主な視点を5つのクラスにさらに分割している。例えば、構造は物理的、社会組織的の2面に分けられていると推察できる。過程の分類は、行動そのものだけではなく、診断のように手順目標も含まれる。しかし、先の枠組みとの最も重要な違いは結果のグループである。システムの有効性に「患者の満足」だけでなく「医療者の満足」を含めることで、フリーボーンとグリーンリックは患者関連の結果と医療者関連の結果を区別することに道を開いている。もっとも彼ら自身は、自分達の分類をそのように表現しなかったし、そのような言葉も使っていない。しかし、彼らが患者と医療者の満足について研究する方法として、姿勢の研究と行動の研究を区別したのも有意義である。彼らはまた、私が「患者関連の結果」と呼んでいる様々なものについて触れており、それは下記のように分類される。

1．認知：患者側での自分自身の健康問題とその管理に対する知識、健康問題一般に対する知識、個別状況及び一般における受診方法の知識
2．姿勢：認知の分類で挙げられた項目に対する印象と姿勢。医療施設、診療過程、診療結果に対する判断
3．行動：
　（ア）特定の場合及び一般的な場合における医療行動。受診のタイミング、医療の量、治療手順の遵守、受診先、医療提供者、患者—医療者関係の安定性などを含む
　（イ）特定の健康問題及び一般的健康問題における健康増進行動。食事の変更、運動と休息、たばこや薬物の使用などが含まれる

(ウ）健康状態。可動性、病的状態、身体障害、身体生理的・心理感情的・社会的な活動性などを含む

　この解釈に従い、フリーボーンとグリーンリックが提供した分類を**表3－2**に示したものと似た形で再編することは可能である。しかし、それもあまりにも奇妙なので、代わりに私はフリーボーンとグリーンリックの分類から抽出した項目を使い、さらに追加してリストにしてみようと思う。そうすることで、私は自分の案が原案に比べてすぐれているものではなく、むしろ及ばないものであることを強調したい。私は、（質の）性質と評価方法の対応表が、手順と評価尺度の分類を意図したものであることを再び示したいだけである。そして、この分類をより複雑な分類を使ってもう1度行うのは、そうすることで読者の理解がより深まると思うからである。この基礎作業が完了したあかつきには、次に分類そのものについて論ずることができる。

A．利便性：物理的、社会的
1．構造
　例えば、距離、孤立、地理的な施設の有無、医療サービスや施設の有無などの地理要因。定まっていて広く知られている受診場所の存在、福利とサービスの性質と対象範囲。予約外受診や救急、夜間や休日の受診、往診などのシステム構成。これらの性質に関連した集団の（人種的、社会的、経済的、地理的）特徴。

2．過程
　受療の適切なタイミングと遅延。[6] 特に患者のニーズと社会的・地域的特性に関連していた。時間、場所、疾病の種類と受診動機、受診先の種類による受診パターン、医療スタッフの診療時間の遵守、欠勤。

3．患者関連の結果
　未診断の病気、予防可能な病気、不健康、死亡。利便性に対する満足度、

保険外診療の受診。利便性の違いを示す、これらの要素の社会的、人種間、地域間のばらつき。

4．医療者関連の結果
　利便性そのものと利便性を向上させる仕組みに対する満足度と意見。利便性の過剰に対する不満。

B．技術的管理
1．構造
　物理的構造、施設、設備。提供可能な医療の範囲と対象、経営母体、認定状況、病院の他施設との関連。スタッフの数と種類と資格。財源と支払い方法を含む財政的な仕組み。質モニターの仕組みの存在。医師と他のスタッフにおける施設、設備、配置、報酬、職場内人間関係、患者との関係、名誉、学習機会などや、労働環境に関する満足度。

2．過程
　ニーズに対する医療利用の特徴。結果としてつけられた診断の完全性と明確さを含む、診断過程と治療の適切性。一般または特定の疾患に対する医師に対して定められた良い診療の遵守。

3．患者関連の結果
　一般及び特別な集団における死亡率と障害。未発見であった、または予防可能な疾病や傷害の発生。合併症、致命傷、後遺症または身体的、心理的、社会的な機能の回復という形での治療結果。結果、及び結果に結びつくと考えられた構造的な特徴や過程に対する患者満足度。

4．医療者関連の結果
　設備、施設、同僚の資格及び専門科初診依頼の機会に対する満足度。患者診察に許された時間及び管理側から邪魔されずに良い仕事ができる職場条件

に対する満足度。上級医による監督の程度に対する満足度。医療の質に対する意見。良い医療を提供するのに必要な条件が満たされないことによる退職。

C．対人関係の管理
1．構造
　個人的な医師にかかることのできる安定性。患者を医師が診察するための十分な時間の確保。[7] 物理的な構造と施設の運営に組み込まれている快適な環境。患者の意見や不満に対応する適切な仕組みが機能しているかどうか。運営に対する患者の参加。医師や他のスタッフの労働条件と物理的心理的報酬に対する満足度。

2．過程
　医師と他のスタッフの患者に接する態度。心配、礼儀、患者の自律の尊重、プライバシーの確保、説明、納得、支持。患者や患者の病気、行動に対する善悪のない受容。十分に時間をかけること、患者をせかさないこと。

3．患者に関する結果
　快適さと対人関係に対する満足度。疾患や治療方針に関する理解。治療手順の遵守。同じ保険内での主治医の交代、[訳注19] 契約保険外での受診、疾病や傷害とうまく付き合う行動パターンの全般的な確立、未来の健康状態への見通しの改善、適切に受診する能力の向上。

4．医療者関連の結果
　患者との関係への満足。患者の行動への考え。患者の心配や問題に関する知識。[8]

訳注19）アメリカでは、原則、加入している医療保険によって受診出来る医師のリストがあり、その中で選ぶ仕組みになっている。

D．継続性

1．構造

プライマリ・ケア医などが中心となって、診療の整合性をとるような仕組み。紹介とフォローの仕組み。整合性と一貫性のある診療に貢献する情報を蓄積し取り出す仕組み。[9] スタッフの就職・離職率と平均在職期間。

2．過程

紹介の有無にかかわらず、患者の診療に関わる医師及び施設の数。[10] 主治医との関係の中断と、予定外受診と紹介なしでの他医の受診。異常所見に対する追跡の程度。予約キャンセルに対するフォロー。治療方針の遵守のチェック。現在の診療方針への過去の情報の使用。[11]

3．患者関連の結果

治療手順の遵守。予約キャンセル。紹介なしでの他医の受診。健康への望ましくない結果、治療継続性に対する患者満足度とその結果生ずる患者—医師関係の安定性、患者の主たる医療機関を確定する能力。[12]

4．医療者関連の結果

継続性を確保するための仕組みと手続きへの満足。患者の過去の医学的社会的経過、家の状況、環境的な負荷と被害、患者の心配や対処能力、弱点などの知識

この分類は、フリーボーンとグリーンリックの提案したものの主に再構築したものである。もっとも正確にある項目がどこに属するか、特に何が過程や結果の分類に分けられるのが適当なのかについて、部分的には賛成が得られない点もあるだろうが、大方うまく説明が可能なことがわかる。この分類は、多種多様な項目を分類する便利な箱を提供したばかりでなく、別の分類手法と評価方法を探索または再発見する新たな出発への起爆剤として機能するようにも思える。ひょっとすると、何よりも重要なのはこの分類を使うこ

とで、1度発見されたら最初から明白だったように思えるほど説得力のある概念的関係および機能的関係を明らかにできそうなことである。そのような関係の一つは、同じ種類の結果指標が分類の色々な場所に現れる傾向である。これは、いくつかの結果指標、例えば健康状態の変化が、臨床成績に影響する多くの要因の最終的な総合効果を表す統合的概念だからである。特にこの例に関して言えば、ある結果指標、特に医療者に関するものは、構造の一部になりえるものであることも初めて明らかになった。その例として、医療を提供する者の指向、行動、満足、不満足などがある。これらは実は医療が提供される環境の一部になり、そこから医療の質と医療システムの有効性に影響を与えるわけである。同様に結果に分類されている、患者の中で確立した思考と行動のバイアスも、同じ作用があるかもしれない。

　ドールによって提案された分類は私の目的にはぴったりと合っていた。そして、フリーボーンとグリーンリックの記述した分類は私の思考にとって非常に親しみやすいものであったため、私の思ったような形にいじることが簡単であった。それは、ちょうどサーカスのピエロが鉄の棒に見えたものを上手にプリッツェルの形に編んでしまうように、鉄棒のように見えたものが実はゴムでできていたからである。さて、今度は構造、過程、結果の分類を分離するのではなく統合する目的で作成された分け方について考えるという、もう少し難しいことに挑戦してみようと思う。

　それほど昔ではない時期にレーン（Dorothy S. Lane）とケルマン（Howard R. Kelman）は包括的に「構造、過程、結果の変数を関連させ」、「単一のプログラム、医師、病院ではなく、地域での妊婦と新生児の集団に当てはまる」妊婦健康管理の質を評価する概念的な枠組みを構築しようと試みた（LaneとKelman 1975, p.799とp.804）。巻末付録Dに掲載してある分類は2つの基本的な要素、つまり（1）「システムの機能的特徴」と（2）「システムの目的」から始まる。システムの「機能的特徴」とは「利便性、利用可能性、適切性、反応性、有効性」と考えられた。システムの目的は予防、有害事象の最小化、健康の維持、リハビリテーションと、具体化されている。次に「指標」のリストがこれらそれぞれの分類に対して作成され、さらに（1）出産前、（2）

陣痛と分娩、(3)産後の区別によって分類された。9つのリストとそれぞれ3つの小部分に区切られた全部で322の「指標」が存在する。加えて、彼らはそれぞれの指標に関して情報源を示していた。

　これほどの多大な材料が蓄積されていたものであったが、表3－4に示されているように、整然と方法と性質のクロス分類表に当てはめることができる。レーンとケルマンの枠組みの中で私が行った唯一重大な変更は、「効

表3－4

周産期医療の質指標の分類表
(レーンとケルマンによる提案、1975)

レーンとケルマンによって提案された分類		評価へのアプローチ		
		構造	過程	結果
システムの特徴：	利便性	X		
	利用可能性	X		
	反応性	X		
	適切性	X	X	
診療の特徴：	予防		X	
	最小化*		X	
	維持†		X	
	リハビリテーション		X	
効果				X

出典：1975年のLaneとKelmanに基づいている

　＊有害事象の最小化

　†健康維持

　　Xマークはレーンとケルマンによって示されたそれぞれの指標の分類を示している。

果」の分類を他の分類から分離したことだけである。これは、「効果」が結果に関する唯一の分類であり、多くのシステムや医療そのものの他で挙げられている性質がもたらす純効果の反映するものに関する唯一の分類だからである。表に明確に表れているように、利便性、利用可能性、反応性などのシステムの性質は、ほとんど全て構造を記述した「指標」によって測られている。システムの第4の性質である「適切性」は「なされるべき必要な診療が質的量的にも十分である程度」と定義される（LaneとKelman 1975, p.796）。もしかすると、この量と質を混合したために、表3-4のように適切性を測るために構造と過程の両方の指標が使用されることになったのかもしれない。過程のみに属する指標によって評価されるのは、予防、有害事象の最小化、健康維持、及びリハビリテーションと記述されている。このため、私はこれらの分類をもともと提案されたような「システムの目的」ではなく、「診療の特徴」と呼んだ。「効果」は、結果指標が健康状態の変化だけでなく、患者の満足、知識、健康行動を含むならば、完全に結果で示されている。しかし、もしかすると、表の中で埋まっている部分と同様に、空欄の部分も重要なのかもしれない。これらの目立った空白は、指標の大群が、まだ受胎すらしていないものの、これから生まれるのを待っていることを示している。[13]

評価方法の選択：過程か結果か

　この項のタイトルが過程と結果の間での選択を迫っているのは、一つには劇的な効果をかもし出すためであるが、主な理由は最近の文献上の論争の中でこのような選択が通常提示されるからである。しかし我々は、診療過程と結果の情報がない時には、構造が評価やモニターの唯一残された方法であること、そして、過程と結果の情報が存在しても不完全な時に構造が重要な補完となることを覚えておかなければならない。また、すでに述べたように、ここで言う構造とは十分な資源と適切なプログラム設計を意味するので、ひょっとすると、最近多くの人々が言う「質確保」において（私はこの言葉はあまりに楽観的すぎると思うが）最も大切な単一要素なのかもしれない。

例えばモニター機能は組織の外であれ内であれ、それ自身、構造の一部である。さらに、構造の他の側面はモニターの効果的な実行に影響する。そして、モニター機能だけでなく構造の多くの要素がそれ以上に、医師と患者の行動に重要な影響を与える。そのため、プログラム設計段階での設定とその設定が有効であることの定期的な確認は、組織が「良い」質を推進または阻害する傾向を測定するための重要な方法である。このことから、構造が実際の質の成績に対して2次的な役割しか持っていないとしても、良いまたは悪い質をもたらす可能性、能力及び傾向を評価するのに根本的重要性を持っていると言える。

　構造に対して当然払われるべき尊敬の念を示したので、リング上の2人の主な競技者に注目することができる。私はこのたとえをわざと選んだ。というのは、たまにこの話題は一方が勝者となる競技であるかのように表現されるからである。私はそのような考えは間違っている、または少なくとも過度に単純化していると思う。しかし同時に、過程評価への忠誠を誓う一派と、結果評価以外の主にまみえずとするもう一派のどちらかに人々をわけてしまう興味深い2元論が存在することも、認めざるをえない。私の印象では、より伝統的な臨床家は最初のグループに属し、後のグループには現在の医療を構成するものの多くを無意味であると信じて喜んでいるまたは悩んでいる虚無主義者か因習破壊主義者[訳注20]が集まっているようである。他にも、過程評価を強調すると、コストが増加するだけでそれに見合った健康の改善が得られないのでは、と恐れる健康政策担当者、政策立案者、医療施設管理者が後者の中に含まれる。また、後者には、過程を評価することの莫大な費用と不正確さに失望し結果評価に転向した者が含まれる。

訳注20）偶像崇拝を排する考え方をする人々を指す宗教用語。

これらの2グループでは、近年、[訳注21]結果評価に有利に傾いている。評価方法が結果に基づいているということは、ほとんど誰もが受け入れるのが確実な勲章のようなものと言える。逆に過程に基づいている評価方法はあからさまな軽蔑とまではいかないまでも、懐疑の目で見られる。そのため評価方法の説明において結果を使用していることを強調する表現がされ、過程の評価に頼っている部分は軽く触れてすましたり、隠されたりするのも不思議ではない。[14]

このような二極性は実世界の生活に彩りと興奮を添えるものであり、ひょっとすると、それに触れること自体がこれらの退屈なページを活性化するのかもしれない。しかしながら、そのような誘惑に乗らずに、いかなる評価方法の使用・選択にも伴う基本問題を見ていくことが賢明であろう。

妥　当　性

これら2つの競合する方法のそれぞれの相対的妥当性は、それらの支持者と反対者の主張の問題点のうち最重要事項である。しかし、妥当性の概念はそれ自身たくさんの部分からなっており、何がそれに属するのかを述べる正確な方法は存在しない。ここで試みる分類を、ある程度読者が柔軟に許容してくれることを期待して、私は妥当性とは2つの大きな分野にわたっていると言いたい。まず、1つ目はデータの正確性とこれらのデータで構成される測定の緻密さ、もう1つは、データと測定から得られる結論の正当性に関連する。

私はこの本の続編でデータと測定についてもっと多くを述べるつもりである。そこでは、我々の議論の中心は例えばカルテや他の記録や報告、または直接患者に質問して得られた情報の正確さと完全性についてとなるだろう。これらの問題を考えると、過程評価と結果評価のうちどちらがデータの欠陥を引き起こす間違った評価をしやすいかを決めるのは非常に難しいことがわ

訳注21）1980年代アメリカ。

かるだろう。同じことが、これらのデータを使用するために作られた多くの尺度や評価方法にも言える。妥当性についての普遍性については、我々は失望することになりがちである。というのは、結果の要素を対象とするのか、過程の要素を対象にするのかに関係なく、それぞれの例について我々はそれぞれの現象、それぞれの情報源、それぞれの評価法についての妥当性を考えなくてはならないからである。

　しかしながら、質についての結論の正当性については、過程を結果から区別する根本的な性質と関係のおかげで、ある程度の一般論の議論が可能である。しかしそれでも、どのような結論につながるものであれ、それぞれの評価法の利点について再評価するのは重要である。

　大体、結果は通常それ自身が良いか悪いかを議論しなくても良いという意味で、本来妥当である傾向にある。例えば、生存は死亡に比べて良く、身体機能的に無傷であることは障害があることよりも良い、快適であることは痛みがあることよりも良い、というような一般的な合意が存在する。一方、過程の要素の妥当性は、望まれた結果への貢献がそのよりどころであるため、根本的に派生的なものである。しかしながら、重要な例外もある。すでに述べたように、人間関係的な過程のいくつかの性質は、それが、特定の社会状況において許容可能であり望ましい行動を示しているため、それ自身妥当であると言える。この種の性質は、例え特定の結果を達成することが難しくなるとしても、価値があるとして守られるものかもしれない。極端な例を挙げるならば、生存する可能性がある治療が存在する場合において、患者がほとんど確実に死ぬことを選んだとしても、治療を強要することは望ましくない。他方、特に高度に「専門的な」ものに、それ自体が良いとは容易に定義できない結果も存在する。例えば、糖尿病において血糖は結果指標だが、正常の血糖値を維持することがどれほど重要であるかについては意見の相違がある可能性がある。[訳注22] より広い視野からは、生命を救い障害や痛みの軽減を

訳注22）本書が書かれた当時では明確な合意がなかったのかもしれない。ここでのポイントは証明なしにそのものが絶対に良いと間違いなく言えるものではない、ということ。最近の臨床研究では正常血糖を保つことの重要性は証明されている。

過剰に強調しすぎることは、倫理的、精神的な価値という、さらにもっと重要な事柄に対して有害でさえあると批判されている。[15] 私がこれらの例を挙げるのは、結果自体が望ましいまたは望ましくないと、受け入れるのが非常に簡単であるということを否定するのではなく、それが広く真実とされているものでさえ、特定の状況下で測定の根源的妥当性について個別に決定することが必要であるという法則を指摘するためである。しかし、もっと大きな限界は、この類の妥当性は手はじめの要素でしかなく、医療の質に関する妥当性決定の上で、どうやっても最重要問題ではないということである。

ひょっとすると、妥当性の表題の下にくる最重要問題は、ある過程がある結果を導く、または、ある結果が先行する特定の過程の結果であると主張するための根拠であるかもしれない。医療の質を評価するのに結果を使用することを支持する人々は、現在良い診療とされているものの多くには科学的な根拠がないと主張してきた。これは、過程と結果の因果関係は安定して確立していないということを意味する。そのため彼らによれば、過程の測定には「因果関係妥当性」(causal validity) がしばしば疑わしいため、質を評価するには結果を評価するしか選択肢はないという結論になる。[16] 彼らが見落としているのは、因果関係妥当性は、過程か結果のいずれか一方にあるのではなく、双方を結ぶ関係の中にあるということである。この点において完全に対称性が存在する。ある過程の要素とある結果の間の因果関係が疑わしいと、同じようにこれらの過程の要素を質の指標として使用することの価値は疑わしい。しかしながら、同じ理由でこれらの結果を質の指標として使用する価値も同様に低下するのである。過程と結果の因果関係が確立している時、そのどちらもが質についての妥当な推論をするのに使用可能である。この因果関係が確立していない時、そのどちらも使用することはできない。医科学の状況によって、過程のどの要素とどの結果が、質に対してのどのような解釈がどの程度の確信を持って使えるのかが決まるのであり、科学の進歩のみがこの状況を改善することができるのである。

過程と結果の間に妥当な因果関係があるということは、特定の状況下で結果を達成しうるということにすぎない。つまり実際に観察された結果が、そ

の前に起きた過程によって生み出されたことという意味ではない。例えば患者は医療の効果ではなく自然に良くなるかもしれず、または、治療をしても他の要素が原因で悪くなるかもしれない。診療の転帰は、病気の重症度と、患者の持つ損傷に抵抗する生理的な能力によって大きく左右される。病気が害をなす力と患者の抵抗する力は、さらに、その人の性、年齢などの特徴や、栄養状態、心理的、環境的社会的要因によって様々に影響を受ける。つまり、診療の質についての推論に結果が使用される時には、最初に、事実結果がその診療のために起こったということを確立することが必要である。この場合は「原因性」が満たされた、いわゆる「原因妥当性」（attributional validity）が確かめられたと言って良いかもしれない。この種の妥当性は、前提として過程と結果の関連が医学的見地から確立していなければならない。「因果関係妥当性」は特定の過程が特定の結果を特定の状況下において生むということを意味する。原因妥当性は、どのような場合をとっても、原因から実際の観察結果を説明できるはずだという推論を指している。

　結果の評価は、介在要素が絡むと過程—結果の関連を測定した状況とは違った条件が生まれてしまうため、原因妥当性が失われることに特に弱い。しかし、ここでも、過程と結果の間に興味深い対称性が見られる。因果関係妥当性がある場合には、適切な診療が行われれば一定の確率で望まれた結果が起こるとの仮定が成り立つ。では、さらに進んで、予測された結果が実際に起こった場合、その原因がその前の診療にあることを示すべきなのだろうか。結果の「原因妥当性」に類似した、過程の「寄与妥当性」（contributional validity）もあるのだろうか。私には、理論上はこれらの答えは「イエス」であるべきように見える。評価の流れにおいて、診療過程指標の設定は通常、その診療過程が適切となる状況の設定を含むものである。もし、それがうまくいっているなら、寄与妥当性については何の問題もないだろう。しかし、不幸なことに、それらの設定はいつも十分に正確、完全であるわけではない。患者の状態についての記述は間違っていたり十分に詳細でなかったりするかもしれず、行われた診療は必要性が完全には確立していないかもしれない。基準が広範な診断分類に対して作成された時にこの問題はしばしば起こる。

診療過程の全体が評価に含まれない時に診療過程の記述は不完全なものになり、設定からの解離が気づかれぬまま放置されることになる。例えば、患者が受けた服薬内容を守るかどうかは通常質の評価からは除外される。もっとわかりにくいのは、表面上は評価の対象に含まれている診療過程の不完全な設定である。例えば、適切な術式が選択され、手術が適切に進められ、しかしながら手術中の手技がまずかった時などがこれに当たる。過程の評価は、手術を行うか否かの決定のみを対象として手術手技の内容を含んでいなかったら、失敗であると言えるだろう。逆に、手術手技は完璧で、しかしながら手術の適応はなかったということもあるかもしれない。似たような例としては、検査は正しく行われたとしても不適切に解釈がされるかもしれないし、適応もあり適切に報告がされているにも関わらず、結果が放置され使用されないということもあるかもしれない。私の結論では、原因妥当性は結果と同様に過程にも適用されるという意味で、諸刃の剣である。もっともこの対称性は因果関係妥当性のように正確かつ論理的に決定されるほど対称というわけではない。

　因果関係妥当性、または原因妥当性が比較の根拠となる時には、結果の評価が過程の評価よりも好ましいわけではないことは明白である。因果関係妥当性に関しては完全な対称性があり、原因妥当性に関しては通常の場合、私は過程を使うことにわずかな優位性があると思う。ここで、新しい考え方である「規範的妥当性」（normative validity）と呼べるものを考えると、この優位性は大きく増加し、評価の根拠が一変する。この言葉に集約される理論は、臨床家は診療行為の効能自体に責任はなく、使用可能なもののうちから、最高の専門的意見によって最も効能があると考えられる手技を選ぶにすぎないということである。これは、たとえ適切性に対して「科学的な証明」がなかったとしても、ある手技がある状況において適切であるという一般的な合意があれば、その過程の要素は使われえるということを意味する。「規範妥当性」は専門家の合意の存在の中に置かれていると言えるため、「合意妥当性」（consensual validity）とも呼ぶことができるだろう。ただ、私が前の言葉を使ったのは、それが、合意だけでなく他の要素も含みえるからで

3章
評価のための基本的な方法：構造、過程、結果

ある。例えば、最終合意がないけれども、競合しているのが同程度信頼のおける2つの考え方があるかもしれない。もし、行われた診療が一方または他方の推奨に忠実に沿っているのならば、それは、同程度の質であると考えることができるだろう。規範妥当性の考え方は、医療者または評価範囲のもっと狭い定義にも当てはめることができる。例えば、もし医療者が正しい診断をして、正しい治療をしたとすると、彼の力のはるかに及ばない後の時期に、彼が考えた通りに治療が実行されなかったという結果になったとしても、彼は良好な診療を行ったと言うことができる。医療者の合理的な役割と評価の合理的な範囲を決定に、診療過程のある側面の観察に基づく質への結論に関する規範的妥当性は左右される。

妥当性は診療の目的に対する測定基準の適切さによっても影響される。[17] 診療の目的がただ、痛み、不快感、心配を和らげるといったケースで、死亡率が診療評価に使われる、という状況が最もよい例である。明らかに、診療の質を評価するのに選択される結果は、診療の目的に関連していなければならない。[18] しかし、この目的は医療者が実際に選択したものか、あるいは選択するべきであったものか、どちらなのかという疑問はある。私には、診療成績のそれぞれ異なる側面についての妥当な結論を導くためには、両方使われるべきであるように思える。残念ながら、診療記録の閲覧で医師の意図を再構築することは、しばしば困難であり、どのような目的であったのかを知るためには、医療の質の個別的定義が採用されたことを前提に、診療技術のみならず、患者の状況や好みなどを知ることが必要になる。

質の測定方法と診療の目的の解離は、結果の基準を使うと容易に説明できる。この問題が過程の評価でそれほど重要でないように見えるのは、診療の基準が、明らかに記述するかただ前提とされているかにかかわらず、ある一連の目的への関連を自然に含んでいるからである。しかしながら、不必要または重複した診療は、明らかに実際的、規範的な目的のいずれにも関係がない。もし、評価の方法が必要な診療の存在を単純に考え、重複した診療を考慮しないのであれば、その範囲で当該評価は目的への関連性の問題を無視していると言える。過程の要素を評価しようとするならば、加えて診療全般の

中でこれらの要素の「重要性」という別の問題もある。この「重要性」というのはおそらく、過程の要素が効果をもたらす確率と、効果の大きさと、患者の健康と福利の構成要素の中でその効果の重要性の総合評価であると言える。ある意味、この考慮事項の複合がおそらく過程指標の重要性の評価に含まれており、この本の続編などで紹介する題材になるだろう。

　結果指標においては、選択肢となる全ての行動に対応した転帰がうっかり欠落していると解釈の誤りにつながりやすい。いくつか例を挙げて説明しよう。2人の外科医が同じ術式を使い、一方が他方よりも高い死亡率となった場合には、原因妥当性に関する議論の中ですでに述べたように、患者の特徴とその病気の特徴を補正する必要がある。しかし、もし同様の患者が割り当てられていて、一方の外科医が死亡率の高い術式を使い、もう一方が死亡率の低い術式を使っていたとしたら、相対的な質の比較は、この2人のいずれからも手術を受けていない患者の状況を知らないことには不可能である。^{訳注23)} この後者の例は、治療法の一部のみを対象に含めたことによる誤解であり、何もしないことを含む全ての選択可能な行動が考慮に入れて初めて正すことができる。もちろん手術以外の治療に関してもこの大まかな議論は当てはまる。おそらく、過程の評価についてもこれは当てはまるだろう。ある診断がついた症例に対する診療評価を行う過程評価方法を考えてみると良い。この診療評価においてとらえられないのは、正しい診断がつくべきなのに、他の診断がついてしまった患者である。また、プログラムのレベルの評価をする時には、対象となるケースは受診した集団であり、特定の期間に受診がまったくなかった人々は、例え受診によって効果があったとしても評価の対象から除外されてしまうのである。

　全ての測定において感度と特異度は中心的な重要度を持っている。医療の質に関して推定をするための根拠として、多くの結果指標は特異度が低い傾

訳注23) 訳者は手術適応の問題だと思うが、文脈から、適応の問題ではなく、別の治療をしている場合には、同じ治療をしている他の医師と比べないと、質を比べられないと言っているのだと思う。死亡率の高い術式、低い術式とだけ表現され、実際の結果の死亡率が議論に入っていない。

向がある。これは、医療行為以外の多くの要素が、一般的な意味で健康や診療への反応を左右するためである。当然、特異度の高低は事前に因果関係的妥当性、原因妥当性が確立されているかによる。しかし、たとえある結果がその前に行われた医療行為に少しだけ原因があるとわかっても、期待された結果が達成できなかったことが、どの過程要素のためなのかということを特定するというさらなる困難が存在する。これは成績を向上させるための責任を特定する必要がある時に重要な欠陥である。しかし、別の診療の価値や効果を立証することだけが目的という場合には、この原因を特定できないという問題は、重要ではなく、逆に利点ですらあるかもしれない。「測定が特異的でない」というのは非難めいているので、非特異的であることの利点を表現するために特別な言葉が必要である。この場合には、結果評価は、「包括的」で「統合的」であると言えるかもしれない。この包括性により、健康状態の多くの測定指標は社会の中で、その社会で提供されている医療の質や量を含む一般的な生活条件を評価する良い指標となる。例えば乳児死亡率は、その社会における生活の質の指標として受け入れるほうが、医療の質の指標として考えることよりも容易である。同様に、個人または集団が受ける医療サービスの質を、どの医療サービスが対象であり誰がそれを提供しているのかに関係なく決定することが目的であれば、おそらく結果指標は合理的で簡単な選択ということになるだろう。また対象となる過程に特異的な結果指標を作ることもできるだろう。そのような指標のうち、最も特異的な指標は、ある特定の治療と因果関係が強く、時間的にも直後に表れる、生理学的測定であろう。

　医療の質の測定法としての結果指標の感度は、診療の変化や違いに対して、それがどの程度反応があるものなのかによる。2つの考慮すべき点があり、1つは、変化が見られる頻度（良い変化または悪い変化）であり、もう1つは変化の大きさである。もし、結果の変化が小さい時には、測定に引っかからないかもしれない。また、非常に稀である時には、観察対象数が非常に多くないと気づかれない可能性がある。しかし、どちらにしても、この問題は結果指標を使用すること全体に関するというよりは、医療の質に関して解釈

するために使われる特定の結果指標の問題なのかもしれない。高齢者の院内死亡を例にとって考えてみよう。死亡はそれが起こった時に非常に確実に測定できるものであり、最低限、我々に関係する医療の現場では常に報告されるものである。その点でこれはすばらしい指標である！しかし、入院高齢者という状況において、測定の問題がまったくない死亡という現象も、先行する医療の質を推定するために使われた時には、感度、特異度に関して重大な欠点が見られる。医療の質以外の多くの要素が影響を及ぼし、さらにどの診療要素が死亡の原因となっているのかがわからない可能性があるという意味で、この指標は特異的ではないからである。死亡が比較的稀である場合や、診療が過激なまでに不適切であって初めて死亡の原因となる、または死亡を防げなくなるという場合には、感度も低いということになる。それでも、結果指標の中にはもっと小さい診療の欠陥に反応して、より簡単かつ頻繁に起こる、生理学的な異常が存在すると考えるのは妥当なことである。明らかに、これらの結果指標はより特異的あるいは高感度、またはその両方を備えているものだろう。これらの結果指標は医療の質を評価するのにより好ましい測定法であるように見えるが、それらを使うことには他の問題があるかもしれない。それらの情報はより入手困難かもしれない。また正確に測定するのがより難しいかもしれない。また、患者にとって意味のある（身体・精神的な）機能的変化とは直接的関係がより少ないかもしれない。この最後のポイントは、ある結果指標が妥当性をそのものの性質として持っていない場合には、他の本来妥当である他の結果指標が、感度や特異度を左右する要素となるということを意味している。

　そのものが妥当性を備えていない過程の要素が医療の質を評価するために使われる時の感度・特異度は、やはり望まれた結果との関係によるに違いない。というのも、最初に質をそうやって定義したからである。その場合、過程の要素の感度・特異度は、どの結果を医療の目的及び医療の成功の適当な指標として選択するかによって変化するということになる。そして、過程の要素と結果の関係は因果関係・原因妥当性及び医療の目的との関連性にかかっている。例えば、死亡は非特異的であることが多く、医療の質によって

死亡は簡単には影響されず、さらに診療以外の他の要素によって影響されるので、感度も低いと先に述べた。しかし、もし、死亡を防ぐことが医療の合理的な目的だとしたら、過程に分類される多くの要素は、この結果を予想するのに特異的でも高感度でもないということになる。もし私の論理が正しければ、我々は再び、過程と結果の一見冷酷な対称性にぶつかってしまう。この文脈において過程指標の唯一の利点は、望ましくない結果というのは稀にしか起きないものであるのに対して、これらの結果に結びつく過程は頻繁に起きており、小さいサンプルでも皆無である可能性が低いことである。したがって、より診療行為に近い結果指標が医療の質指標として選ばれたら、問題はなくなる。さらに、より重大な結果は稀かもしれないが、確実に注意を引くという意味で有用な測定法である。

　ひょっとすると、過程と結果の対称性が崩れている妥当性の一面が存在するかもしれない。それは「パラドックス効果」によって間違った解釈が起きることに弱いという、結果指標の特殊な弱点である。[19] ひとことで言うと、良くない健康状態が、ある集団において非常に広がっているということは、悪いというよりも良い医療の証左であるかもしれないということである。このパラドックスは主に2つの状況のもとで起きる。1つには、「生き残り効果」と呼べるかもしれないもので、年齢がどうであれ慢性疾患のある人々が障害を持ちながら長く生きたり、もともと健康な人々であっても障害の頻度が増える年齢まで長く生きる時、障害を持つ人の有病率は上昇する。パラドックスを生み出すもう1つのメカニズムは、「発見効果」である。この状況においては、医療がより良好な時に、より多くの疾患や障害が発見され、記載され、報告されるということである。適切な研究デザインによって、これらのパラドックス状況が解消されない限り、良い医療が悪いとされ、悪い医療が良いとされてしまう危険性が存在する。

　これに似たようなパラドックスが、それほど明らかでも、重要でもないにしろ過程の評価においてもありうる。例えば、医療者が患者に対してより多くのことを行い、より多くの情報をカルテに記載すると、間違いを犯す確率及び、間違いが発見される確率が増えるのである。一般に、より良いカルテ

があることで、より厳密な診療の基準を作成し適用することが容易になり、そのようなカルテが存在しないことにより、厳密でない基準を適用せざるをえないことになる。明らかに、これらの状況下において比較を行うことは適切ではない。

医療の進歩への貢献

　過程と結果の因果関係が科学的に確立している場合、前項で議論した他の誤りに対して対策がなされた場合という条件付きで、これら2つのどちらでも測定方法として同程度の確信がもてる。因果関係妥当性に疑いがある場合、潔癖性の人は、過程評価も結果評価も重大な誤りの危険がつきものであると考えるだろう。厳密に言えばこれは正しいが、質をモニターするという現実的な要請に対しては何か行動をするべきである。これらの状況においては、規範となる診療行動である過程を当面の質の標準として使用できるとする人もいる。彼らの意見は、もし医療者が専門家の最善の意見によって薦められることを行ったとしたら、その責任は完全に果たしたことになり、それ以上のことはできない、ということである。

　これと反対の見方としては、この状況下では、結果指標を使用することが唯一可能かつ安全な選択肢であるという考えもある。過程の基準や標準を使用すれば、誤った診療を続ける危険がある。つまり不十分にしか立証されていない現時点での診療を、質モニターシステムの正式な基準や標準として使用することは、それらに望まれざる権威を与えることになり、それらを（不完全なまま）継続させることになる。しかも一旦確立してしまうと、ブルックが指摘したようにこれらの過程基準を実験的な条件の下に試すことは、倫理的に問題となってしまうだろう（Brookら 1973, p.126）。それに対して、結果を使ったことによる誤りは、より受け入れやすいものである。結果が望まれたものであれば、その前に行われた診療は本来値しない信頼を受けるかもしれない。最悪の場合でも、役に立たない、あるいは多少有害な診療行為が役に立っているように見えるだけである。しかし、結果が望ましいもので

なければ、先行する診療は吟味されることになるため、真に有害な診療行為は、より見つかりやすい。

　質の評価と医療の技術革新との関係は、この議論の中心のようである。臨床研究において適切に調節された条件下で、望ましい結果に明確に関連している時のみ過程要素の妥当性が受け入れられるということは、誰もが同意する。問題は、管理のための質評価と質のモニターにも、学習及び技術革新の機能があるのかどうかである。私の意見では、答えは条件付き「イエス」である。

　過程基準を使用することは、それらの質評価に責任ある人々が、最善の利用可能な意見を求め適用する限り、技術革新を広め育むものである。一方、結果の基準を使用することは、先行する過程を実際に吟味する時に、2つの結果につながる。1つは現時点で最高の知識に照らして、過程を再評価することである。その程度に応じて、これは技術革新を広めることに貢献する。もう1つは、過程がすでに「最高の」基準、標準と一致している場合で、この時、望ましくない結果が観察されることは、もう1つの独特の貢献、つまり、現時点で最高の診療とされているものの妥当性に疑問符をつけることにつながるかもしれない。しかし、私は、質モニターの仕組み自体が、これらの疑問の合理性を確立するための、または、診療のより良い方法を探すための手段や場を提供すると期待するのは不適切であり危険でさえあると思う。過程と結果の因果関係を有効とするためには、実際のモニターシステムでは不可能な程度の研究デザインの厳密さ、測定の正確さ、そして、解析と解釈の技量が必要である（Cochrane 1972）。そして、そのような研究デザインに比べて、それほど調節ができない観察の結果から導かれる結論は、誤りを教化啓発するよりも誤りそのものにも貢献しがちなものである。

　過程と結果の因果関係の妥当性ではなく、評価とモニターの道具として過程と結果を使用することの別の側面に関連した技術革新が存在する。例えば、有害結果の発生と過程基準の違反のいずれが、もっと確実な医療の質基準を使って判定される患者の受けた医療の良否を、より効率的に区別できるのか、について研究する場合などである。ここでは同一のケースについて、結果指

標が使われた時の質の判断と、過程の指標が使われた場合の判断とが比較されなければならないかもしれない。それぞれのモニター方法を使用する場合のコストも比較する必要があるかもしれない。これらのような研究においては、評価とモニターのシステムはもちろん明確な比較の対象となる。

コスト

　質の評価とモニターに過程や結果のどちらを使用するのかという問題における賛成意見・反対意見の中で評価のための相対的なコストは、重要な現実問題である。残念ながら、コストに関する良いデータを見つけるのは困難なため、この議論はたいていが思考上のものである。そのため、この項で私ができることは、結論を出さずに議論の特徴を説明することだけである。

　コストを考える上で、質の評価とモニターにおける方法そのものにかかるコストと、その影響によるコストを区別するべきである。方法そのもののコストは、基準や標準を作るためのコストや、情報を入手、処理、分析、解釈するためのコストを含んでいる。非常に多くの要素がこれらのコストに影響しており、過程と結果のどちらが一般的に、よりコストがかかるのか判断の根拠がない。この答えは、それぞれの状況の詳細によると思われる。

　ある方法の医療コストへの影響は、他の方法を使用することに比べて、その方法を使用することで起こる、または起こると考えられる行動によって生ずる。この点で、私を含む多くの批判者は、過程基準に沿った評価方法は、より多くのサービス使用ひいてはより多くのコストにつながると主張する(Donabedian 1976)。それに対して、結果基準が使用される方法では、サービスの使用を引き起こさない、または、より経済的な使用を現実に促すと考えられる。ところが実際の状況は見かけよりももっと複雑で、そのような単純な一般化は容易ではない。

　過程基準の無駄の多さに対する批判の多くは、過程を基準として使うこと自体に向けられているのではなく、ある特定の方法、つまり、大ざっぱな診断分類に該当するケースにおいて、正当であるとされる診療行為の「洗

濯物リスト（延々と続くリスト）」を準備する、という方法に向けられている。同様に、結果に基づく方法が優れているとする主張は、無駄な診療を行わないようにする専門的、財政的な動機づけを作り出す形で診療を再構築することが可能であるとの前提に立っている。そのため、ブルックが過程基準は無駄への招待状であると主張するのに対し、ブラムは、結果に基づく評価は質を犠牲にしたコスト管理の道具であると主張している。これらはそれぞれは異なるモニターモデルを考えているため、実は両方とも正しいのである（Brook 1973, Blum 1974）。また同様に、結果基準を「洗濯物リスト」の過程基準よりも好ましいとして強調すれば、前払い保険での診療（1章訳注4参照）においてコスト節減が促進されると考えるのは順当である。[訳注24] しかし、出来高払いのシステムにおいて、医療の質を判断するのに結果指標を使用しておきつつ、その結果を生み出した手段を吟味しなければ、まったく逆の効果を生むことになりかねない。

　これら全ての議論は、質のモニターと非効率または無駄な診療の関係についてである。それとは別に、不完全に表現、時に偽装までされることのある、根本的な問題が存在する。その問題とは、社会が広く一般に提供されるべきと望む、また実際にその支払いが可能と考える、医療の質の水準についてである。質評価に過程を使用することへの批判的なハヴィガーストとブルームスタインは、この問題を明らかにした功績を称えられるべきである。1章で考えられたように、使用される医療サービスと、健康への効果の関連を考えてみると良い。臨床専門家が、必要な診療行為について標準を定めるように求められたならば、彼らは期待される結果をごくわずかでも改善させるとされる全ての診療行為を含めることであろう。これらは不必要ではなく多少の有用性がある診療行為だが、ただ、それを行うことのコストに比して効果が

訳注24）前払い保険はその仕組みがコスト節減を指向している。結果評価基準がなぜコスト削減につながるのかは不明であるが、過程基準は使いすぎを標的にするのは困難であり、欠けている診療行為が標的になりがちであるので、コストが増えることになり、一方結果基準はそのような性質が少ないことからそういっているのかもしれない。しかし後述のように出来高払いでは、どのような方法で評価をするにせよ、評価に対する対策として最大限の診療を行いコスト増加につながりかねない。

非常に小さいのである。結果、この診療は全体として極端にコストのかかるものとなり、一部はコストに比して非常に見返りの少ないものとなる。さらに、診療行為と効果の関係の端の部分はほとんど平坦であるにも関わらず、勧められた診療行為が積もっていくのに対し限界を設定する明確な点は存在しない。[20] つまり、私が先述した言葉を使うならば、過程の基準と標準は質の絶対主義的定義を体現するもので、それは個人と社会のそれぞれまたは両方の観点からは不適切なのである。

こうした分析は基本的には健全であると私は信じる。しかし時に見落とされるのは、少なくとも概念上は、それらが過程の基準だけでなく、結果の基準についても当てはまるということである。もし、結果の標準が非常に高く設定されるならば、診療と健康への効果の関係のグラフ上最高に近い点で、同様の結果に行き着く。最高の結果をもたらす診療行為は、非常にコストがかかり、一部非効率な診療行為ということになるだろう。この点において、完全な対称性が存在するが、ここでの問題が根本的には適切な質の定義の選択であり、どうやって過程や結果の基準につなげるのかということではないため、この対称性は驚くべきことではない。過程の基準が悪いように見えるのは、臨床家が彼らの質の絶対主義的定義を結果の基準へ転換するのではなく、過程の基準へと転換しがちなためである。

タイミング

評価方法を選択するにあたって重要な考慮事項に、情報を得るタイミングと使うタイミングがある。もし、患者診療を監督したりそれに影響を与えたりすることが目的ならば、得られた情報は新しいものでなければならない。そうでなければ、それを最も効果的に使用する機会は失われてしまうし、時には情報はもはや意味のないものと考えられてしまうかもしれない。この点では過程の評価は明らかに有利であり、それに対して結果はその性質上、明確になるのに時間がかかる。診療がなされてから、結果の測定に時間がたてばたつほど、様々な外部要因が混入してきて、過程と結果の因果関係をぼや

かしてしまう。そのため、時間がたつとともに、意義や妥当性が失われてしまう。

　過程では、予防、処置、治療について、事前、同時、事後の評価をそれぞれ簡単に行うことができる。事後評価は最も一般的な形で、通常カルテに記載された過去の診療の吟味に基づいている。過去の経験から学ぶことの目的は、未来の診療を改善しうるようにするためである。また、これは簡単ではないかもしれないが、診療過程の最中に情報を得てもし間違って危険な行動がなされた場合に介入することもできる。事前評価は、実際の診療に基づくのではなく、未来の診療の計画に対して行い、支持したり拒否したりすることになる。他の形の評価も、診療の中で介入する、または、過去の間違いを正すことによって、重要な予防効果があるとも言えるが、事前に行う形の評価は特に予防的機能を持っている。

　明らかに、結果の評価はほぼ常に事後評価である。そして、しばしばタイミングが早すぎて結果が完全に起こっていないか、または遅すぎて結果がすでに有用性を失ってしまっているということがある。もちろん、そのような失敗は回避可能である。注意深く結果指標を選び、研究計画を立てることで直せるものである。ランド研究所のブルックとその仲間は注意深い解析の中で、先行して医療行為の質の違いを最も高感度かつ特異的に測れる時期に測定できるようにするためには、明確に定められた状況下での特定の結果の自然経過を理解することが必要であると指摘した（Brook ら 1977, p.35-36）。残念ながら、最も分別能力の高い特定の結果指標と、それらの結果指標を測定するのに最適の「時間」の組み合わせを決定するのに必要なデータは滅多に入手可能ではないため、最善及び最善から様々な程度で劣っている医療が行われた時の自然経過についてはほとんど知られていない。[21]

　結果は医療に続いて起こる現象であると考えられるが、健康状態の生理的、生化学的、臨床的指標は、医療の過程の最中にも持続的に発生している。実際、患者の治療において、それらの変化は細心の注意を払っているスタッフによって、常にモニターされ導かれている。そのため、これら「結果」の区分にぴったり分類される指標の同時進行的な観察が、臨床以外の管理的、組

織的な機能である医療の質モニター方法として、もっと使われないのはむしろ驚きである。実際、このことに対する最近の総説では「臨床的な進行を観察することと質の評価という 2 重の目的に結果指標が使われるという例は文献上見つからなかった」と報告されている（Brook ら 1977, p.19）。しかし私は、それが存在しないのは技術的な難しさと、機会を逃していること、またはその両方の現れにすぎないと思う。概念上は結果の連鎖の中で直接的及び中間的な要素は、診療を分解した時の要素と同様に評価可能なものである。

　明らかに、事後的または同時進行的な結果の評価は、事後的または同時進行的な過程の評価とうまく対応するものである。同じことが事前の評価についても言えるだろうか？一見、結果測定のためには、測定する前に結果が出ていなければならないため、結果の事前評価がどのようにできるのか理解困難である。しかし、厳密に言うならば、この議論は過程にも当てはまる。先にこの項では過程の事前モニターは診療の計画について当てはめるからこそ、可能であると考えられた。そのため、起こると考えられる結果に対応する診療行為の評価は、結果の事前モニターの一形態と考えることができるだろう。私の意見では、結果評価のうち「事前」と分類される他の方法は本当に事前評価であるとは思えない。[22]

　この分析に基づく妥当な結論は、それは過程と結果の両者がタイミングの良さについては、それほど異なるものではないということである。しかしながら、治療方法別の効能や、診療方法の効果を測るための比較臨床試験では有用かもしれないが、管理目的の質評価のためには発生が遅すぎる結果事項というのは多くある（Brook ら 1977, p.16-18）。これは、臨床試験では他の変数の効果をうまく調節することができ、結果に対して診療が原因であるかどうかという問題は、解決済みだからである。

　遅れて発生する有害な結果は質の評価上、また別の問題を提起する。それは、そのような結果を防ぐために早期に対策を講じないことに関する倫理的問題である。もし過程の吟味を適時に行うことで、有害な結果が、それなりの確信を持って予測されるのであれば、それをしないことは解決不可能な障害がある場合以外は非倫理的であると私は思う。もちろん結果が起こった後

3章
評価のための基本的な方法：構造、過程、結果

に対策を講じれば、将来の有害事象は防げるのかもしれない。しかし、その間に潜在的に予防可能な有害行為が、弁解のしようのないほど大量に行われるかもしれない。幸運にも、そのような結果が重大かつ頻繁であるならば、わかりやすいイベントの「パターン」が早期に見つかることだろう。また、多くの質モニターのシステムでは、同時または先行する診療に関連の可能性のある重大な有害事象は、1つ1つ吟味することになっている。[23] しかし、吟味する時には、次項でも触れるが、問題のある診療を許容可能な診療からどれほど効率良く、区別できるかを考えなければならない。

実行可能性、受容可能性、効果

　ブルックらは、過程と結果のどちらを用いるかの選択は、実践上の問題によることを思い出させてくれた。(Brookら 1976, p.14-17)。これらの理由のいくつかはすでに妥当性とコストの項で触れた。一言で言うならば、この選択は、大体どのようなデータが利用可能であり、データを集め処理するのにどの程度コストがかかり、また、どの程度データが妥当であるかによるのだ。これらの点については、この本の続編でもっと詳しく考えていきたい。しかし、通常起こるイベントや業務の中で収集されたり使われたりしない特別な情報が必要になると、よりコストがかかり、実施が困難なものになることは明らかである。以前の患者を探したり、面接したり、診察したりしなければ得られない情報は、大変コストがかかるばかりでなく、収集するのさえも難しい。

　評価のためのまた別の条件は、過程及び結果の基準を詳しく設定しなければならないことである。これは、このシリーズの続編で議論する題材である。ここでは医師にとって、最善あるいは色々なレベルの最善でない診療から一定の時間内で得られるはずの結果を正確に述べるよりも、診療を構成する行動について基準と標準を設定することの方がずいぶん簡単であると述べるにとどめておくことにする。

　さらに、実践上の考え方として重要なのは、診療をモニターする方法とし

て選ばれた過程と結果の指標の何が「スクリーニング効率」となり得るのかということである。モニターシステムでは、これらの指標はほとんどが患者の受けた医療の質への最終評価ではなく、さらに吟味が必要なものとそうでないものを区別する手段として使用されている。この最終的評価と暫定的スクリーニングを明確に区別せず、解析者が自信を持って、過程よりも結果をモニターシステムとして使う場合、大きな誤解を生じてしまう。そのようなモニターシステムでは、結果指標はしばしば質の最終的な判断としてではなく、最終的な判断への吟味を始めるきっかけとして使用されることを意識する必要がある。その吟味とは、もっぱら圧倒的に過程の評価であり、たまに診療の欠陥を生むに至った構造要素の探索が行われる程度である。

　スクリーニング効率は、2つのエラーのバランスである。1つは質が許容範囲を下回る場合を発見しないエラーで、もう1つは許容範囲内にあるケースを問題ありとするエラーである。これらは感度、特異度のより一般的な別表現であり、ただ、ここでは過程と結果の要素のスクリーニング機能に当てはめられたというだけである。明らかにモニターシステムのコストは、結果が正しくてもそうでなくても、詳細な吟味にかけられる症例の割合に依存する。また、その効果は標準未満の症例がどれだけ発見されどれだけ見逃されるかによる。システムの許容可能性と信憑性もまた問題である。というのも、許容範囲の症例があまりにも問題のあるものとしてたくさん引っかかるにせよ、問題となるべき症例があまりにたくさんすり抜けてしまうにせよ、いずれにしても、間違いの多いシステムを臨床家はすぐに信用しなくなるからである。

　評価の方法の選択は、技術的な実行可能性の問題である以外にも、医療者とその他の関係者が、方法に納得し、その結果を医療の質を判断する際に説得力があると考えるかどうかにも関連する。方法の許容可能性と説得力は、次に臨床家や管理者その他の人々がその結果にどれだけ注目するか、また変化をもたらすことにどれだけ真剣に取り組むかに影響する（Brookら1976, p.16）。残念ながら、これから述べるように、医療の質をモニターする様々な方法の有効性についてはほとんど知られておらず、評価方法の中で、

過程または結果の基準のどちらを基本的な重点を置いて使用することがそれぞれどのような影響を持つのかに至ってはまったく知られていない。[訳注25)] しかし、医師が自分の患者に対して設定した現実的な目標を達成できなかった場合、この失敗を引き起こした可能性のある先行診療を、より喜んで吟味するようになると信じる人々もいる。[24)]

倫理、価値観、社会的な方針

　興味深いことに、過程指標を使用することも結果指標を使用することもいずれも倫理的な問題から無関係でいられない。過程の指標を使用することについては、まだ「実験的」とされている診療方法が含まれる場合に生じる倫理的問題や、証拠が固まっていないにしろ一般的に有用であると見られている治療法を提供しない場合に生ずる倫理的問題がある。結果を質のモニターに使う場合では、もし有害事象の発生が指標とされ、診療過程をモニターし早期に介入すればその有害事象が予防可能な時に、そのような有害事象が決まったパターンで起きたり発生確率が常に一定である状態を放置したりすると、倫理的問題となる。

　先に1章では、適切な定義と質のレベルを選択することに関して社会的な方針を考慮することを論じた。これらは、過程と結果のどちらを医療の質の定義及び評価に使うのかということとは根本的に別である。しかしながら、私はこの章の中で先に絶対主義的な質の定義は結果の基準よりも過程基準により反映されがちであると述べた。この理由のため、またさらに過程と結果は相異なる倫理的技術的弱点を持っているため、もしある集団が受けた診療の質を評価するのに過程が使われ、別の集団で結果基準が使われると不平等が生まれるかもしれない。

　もう少し論を進めてみよう。近年、質評価のために結果を使用する利点を

訳注25) これは本書が書かれた時点の話である。近年米国ニューヨーク州の心臓外科手術の成績公表による影響についてなど研究が盛んにされている。

誉め讃える傾向があり、特にコストを抑えることが目的の時に有用であると強調される。したがって、一部または全部、公的財政補助を受けている医療機関では、過程の基準を使う伝統的な質モニターの方法ではなく、結果の測定により大きく頼るべきという圧力が生じてくる。もし、これが現実になると、以下に述べるいくつかの理由で、これらの医療機関で診療を受ける人々は、より低質の医療を受容しなければならない危険がある。まず、十分に証拠がないという口実で一般に役に立つと考えられている医療が止められてしまう可能性がある。結果指標はやや低めに設定されるかもしれない。いくらかの種類の結果項目は測定さえされないかもしれない。もし、それらが測定されたとしても、有害な結果のパターンが明確に確立されるまで改善されないかもしれない。それらのパターンは、結果が表れるまでにかかる時間、健康保険の被保険者の流動、地理的な動き、データ収集と解析システムそのものの欠陥によってぼやけたものになってしまうかもしれない。有害な結果が発見された時も、その結果が誰の責任なのかを明確に割り当てようにも、医療以外の多くの要素が結果に影響したり、被保険者が１つの健康保険にとどまるのはやや短期間でしかなかったり、色々な場所で医療を受けていたり、１つの医療機関の中であっても様々な医療者が医療提供に関わっていたりすることから、その作業は困難かもしれない。

　これは重大ではないことを大騒ぎする心配性人間の一覧表とでも言うべきもので、結果のモニターがその特徴として持っている全ての弱点を挙げている。私はまったく違うシナリオを構築して、結果基準の適切な使用が、優良な医療を確保するだろうと言うこともできたかもしれない。というのは、繰り返しになるが、私が挙げた多くの弱点は、結果のモニターに固有ではなく、逆に過程のモニターにこれらの欠点がまったくないわけではないからである。私自身は、人々が受けた医療は結果によって判断すべきだと言われると、疑い深い性格が頭をもたげて他の人達が許さない反抗の自由を確かめたくなる。しかし、このような強迫的な考え方は私の意見の本質ではなく、本質は単純に、質評価の異なる方法が異なる集団に対して使われた時に、それぞれの方法の特徴的な長所、短所が、質に対する注目、及び質そのものの不

公平な分布を生み出してしまうかもしれないということである。対して、質モニターが善良なもの（もしくは、邪悪なもの）とするならば、その社会的な分布は、社会が合意した公平の原則に従うべきものである。

　他にも、質の定義とその評価に医療専門家と患者がどの程度相対的に影響するのかに関連するため、政策の項で議論しうる事柄がある。過程の評価に重点を置くと、技術的神秘に関して医療専門家は責任ある聖職者と言うべき存在で、かつ医療技術を評価のための情報として提供かつ管理する存在でもあることから、彼らに主たる役割が与えられることになる。結果の評価を入れると、この独占状態はゆるみ、いわばこの聖域に患者が立ち入ることを許すだけではなく、それが必要になる。患者は根本的に結果に関心がある。患者は機能を表す言葉で表現されれば結果の意義を理解することができ、しばしば結果における主たる情報源でさえある。結果を使用すれば、患者の視点が医療の質の定義に大きく影響し、医療の質をモニターし改善する努力に患者が参加するのを可能にする。マーシャル（Carter L. Marshall）の説得力のある議論によれば結果の評価は質追求における患者と医療者の効果的な協力へ向けた集結地点になりうる（Marshall 1977, p.42-50）。しかし、過程と結果の評価はあくまでも完全に分離はしえないものであり、これらの議論は全て部分的な真実でしかない。というのは、医療者―患者のやりとりに関する部分は診療過程の一部であっても、患者による評価が通用するばかりでなく、患者側に、基準、標準を決定し、かつ情報源となる権利がある。結果に関しても、生理的、生化学的または機能的状態の細かい区別に関するものは最も専門的な医療者にしか測定・定義はできない。さらに、全ての結果指標に関して、どのような健康状態の変化がありえて、それがどれほど大きいもので、いつどのようにして、それらが最もうまく測定できるのかについては専門的な知識が必要である。また、結果を評価しても、その結果がどのようにして達成されたのか、その手段が患者にとって許容可能なものだったのかについては、患者満足度という特定の側面が結果評価に含まれない限りは表現されないのである。

まとめと結論

　質の評価における主たる方法として過程と結果を選ぶというこの項を書き始めた時、私はこれらの2つのやり方の長所と短所の一覧を作成するつもりであった。そうすることで、特定の場合の特定の目的についてどちらかが望ましいことはあっても、総合的な意味でどちらか一方が明らかに好ましいわけではないという結論へたどり着くことを考えていた。概ねそのようになったのではないかと私は信じている。しかし、この分析の中でもっと衝撃的なことは、過程と結果が基本的な対称性で結ばれており、両者の特徴はしばしば他方のほとんど鏡映しであるということである。この過程と結果を結んでいるのは、実証済か仮定にすぎないかを問わず、両者の根本的な因果関係に起因することに疑いはない。そのため、過程を出発して結果に行き着くのであれ、逆に結果から過程に戻るのであれ、同じような知的風景の場面に行き当たることになる。人はそれらの場面を別の角度から別の順番で見てはいるものの結局は同じ場面なのである。

　もちろん、相違点はある。これらの多くの相違点は、根本的一般的な区別からではなく、特定の過程または結果の要素のより表層的な性質、または質評価にそれらが使用される方法から起きるものである。しかし、そのような相違点は、特定の状況で特定の目的に使用する評価とモニターの方法を設計する上で重要である。このため、以下のようなまとめが、簡単に思考を新たにする上で役に立つだろう。

　過程の要素は医療の質の指標として多くの利点がある。医療者にとって、少なくとも技術的な診療に関して良い医療の基準や標準を特定することには大きな困難はない。基準や標準が完全に妥当性が確立していない場合でも、それらは許容可能な診療の暫定的な測定として使うことができる。医療の技術的な側面についての情報はカルテに記録されており、通常利用可能であり、そのタイミングも早いため、必要ならば予防または介入のために使用することができる。この情報を使用することは責任の所在を明らかにすることができ、毀誉褒貶を行い矯正のために行動を導くことも可能である。

過程を評価することの主たる問題点は、多くの行われている診療に科学的な根拠が弱いことである。そのため広く行きわたっている規範を質の判断の根拠とすることは、独断診療を押しつけ誤りを助長することになるかもしれない。医療者は必要以上に診療行為を行う側に誤ることを好むために、過度に手間とコストのかかる診療が行われる傾向になる。[25] また技術的な診療が強調されすぎるのに対して対人関係の過程は軽視されがちである。それは一部には基準が医療者の関心がまず第1に反映されていること、また一部には、過程の評価に使われる情報源に通常は医療者―患者関係についてほとんど情報が含まれていないことが理由である。

　結果を質の指標として使用することにも長所と短所がある。重要な長所の1つは、受け入れられている診療の科学的根拠に疑いがある場合には、結果の評価が、独断を排し開放的で柔軟な診療方法を助けることである。またある診療形態において、よりコストがかからず同等の効果のある診療方針を作り上げるのを助けるかもしれない。別の長所としては、結果は患者診療における全医療者の全貢献を反映しているという点である。このため、結果は包括的、統合的な医療の質指標となる。この指標に反映されている多くの要素の中には、患者自身の診療に対する貢献もあり、さらにそれは患者と医療者の関係の性質に影響を受けている。医療者―患者関係は、患者満足度の側面を評価に含めることで、より直接的に評価することができ、これはまた結果の指標に分類される。

　これまでに挙げた長所に対してバランスを取るかのように、結果を医療の質評価のために使用することにはいくつかの短所があり制約となっている。専門の医療者でさえ、時に最善の治療の結果を、その大きさ、タイミングそして期間について、設定できないことがある。健康状態の指標が得られた時、観察された効果のうちどれほどが医療によるものと考えるべきなのかは非常に難しく、そのどの医療によるものなのかを焦点を定めるのはさらに難しい。先行する診療の目的にあまり関係のない結果指標を選んでしまうことは常にありうる落とし穴である。関連のある結果を選んでおり、先行する診療が原因であるということに疑いがない場合でも、多くの結果に関する情報は、あ

る種のモニターに役立つタイミングでは得られないことも多い。有害な結果のパターンが確立されることを待つというのは倫理的な見地から疑問視される。そして、最後に結果がどのようにして得られたのかを調べずに結果を評価すると、無駄でコストのかかりすぎている診療の存在に意識を向けないことになってしまう。

　これまで見てきた長所と短所のリストから、状況とその要請に従って、評価の方法を選択すべきだという結論が妥当であろう。[26] 例えば、診療に関して、間違いがあり、その責任に焦点を当てた情報が必要である場合には、詳細な過程の要素、「手順目標」、そして過程に特異的な「ミニ結果指標」が必要だろう。[27] しかし、現時点では、「ミニ結果指標」というやり方は確立していないため、より実行可能な選択肢は、過程の詳細に全面的に頼ることであろう。それに対して、総合的なプログラム評価測定が必要な場合には、より包括的な健康状態の測定と、診療の開始や受療状況など、より総合的な過程指標を選ぶことになるだろう。利便性、受療、健康状態は、プログラムの提供者が対象となる集団の長期にわたる健康に責任を持つ場合に、特に適切である。

　しかし、これらは全て説明のための例にすぎない。私の意見では、この分析の根本的な結論は、一般化を信じないことであるべきだと思う。評価またはモニターの方法を設計する時には、過程の側面であれ結果の側面であれ、質を表すとして選ばれた要素は、この章の中で妥当性、技術革新、コスト、タイミング、実行可能性、そして価値のそれぞれの項で論じた性質に鑑みて考えるべきである。そしてこの考えはそれ自身、評価と監視の方法の目的及びそれが使用される場の詳細に照らして評価されるべきである。もっとも、一般化しないという決定に落ち着いたものの、ある一見矛盾する勧告をしたい。過程と結果の関係についてどれだけ我々が無知であるか、そしてこの関係がどのような評価の解釈をする上でもどれだけ根本的であるかを認識した上で、質の評価とモニターにおいて可能なかぎり常に過程と結果の両方を同時に使うことが重要である。この状況では結果の評価はいくつかの役割がある。第一に、結果評価はより簡単に測れるという点で、結果が評価している

過程の間接的な指標かもしれない。第二に、結果の指標は、過程の要素の情報で直接評価された過程の側面に対して補完的または確認的な評価になるかもしれない。この役割において、結果はモニターのために過程の要素が適切に設定され測定されていることを検証する第2の軸となる。同様に過程の測定をすることで、対応する結果指標を常に見ることが可能になる。このようにすればシステムの設計には、それそのものの妥当性を検証する仕組みを組み込むことができる。そのような測定は研究の形をとることが意図されているわけではなく、ただ、既知の過程と結果の関係を、質モニターのシステムが測定すべきものを測定していることを確認するために使っているだけである。結果が持つ第三の、根本的ではないが重要な性質は、質モニターシステム上、詳細な評価を要する症例をそうでない症例から区別するスクリーニングとなることである。事実、これが現在構築されている「結果指向」の評価方法の主たる特徴であると私は信じており、ここから最後の観察が導かれる。どのようなモニターシステムでも、結果の測定は一連の行動の中で最初のステップにしかすぎない。改善のための行動を起こすためには、望ましくない結果を導いた過程をさかのぼって評価しなければならない。過程の中に間違いを見つけることはそれ自身、最善でない行動に責任のある、または、原因となる構造的特徴の評価につながっていく。これらに必要な行動は、構造、過程、結果の連鎖の中で、お互いの関連性、全体性を再確認することになる。そして、全ての評価とモニターの方法は、最終的にはここを出発点としなければならないのである。

3章の注釈

1)「The Fundamentals of Good Medical Care」でのリーとジョーンズの仕事は、医療コスト委員会によって出版された評価の高い一連の出版物の一部である。リーとジョーンズは良い医療とは医療の必要性を決定する端緒となるとし、そこから、彼らは対応する人的、施設的な必要事項を導き出した。彼らの仕事に関するより詳細な記述と評価は参考文献、Donabedian 1973, p.596-604を参照。この仕事は最近フォーク（Falk）とショーンフェルド（Schonfeld）らによって拡張

され、それも同文献、p.604-7 に概説してある。

2）主たる目的、第2の目的、手段に関するより詳細な記述に関しては、参考文献 Donabedian 1972 を参照。この論文で私は健康状態の社会的分布の変化を診療の効果の測定として含むように提案もしている。

3）これらの点のうちいくつかは、本書第1章の状況文脈的な影響の項で論じられているが、以前にも論じたことがある。参考文献 Donabedian 1969 の p.5-7 の中の「関心のレベル」の項で特に論じられている。

4）デ・ゲインドの枠組みを非常に努力して理解しようとしたが、残念ながらいくつかの部分は私には不明であった。しかしながら、私は大体のあらましは正しく表現したと思う。ブルック（1973）は明らかに独立して、私が表3－1に表したのと同じ関係を見つけた。彼のような思慮深い学者によって確認が得られたことで、私は少なくともこの点についてデ・ゲインドを正しく解釈したという自信を得た。

5）私の以前の教え子、現在の良き友人、そして尊敬すべき同僚として、フリーボーンとグリーンリックは私の以前の仕事からの影響を寛大にも謝辞と共に述べてくれた。私の現在の解説は、業績を主張するためではなく、読者がこれと他の分類の元となる概念的な構造を理解するのを助けるためである。2番目ながら重要な目的は、このすばらしい分類についてお知らせし、これそのもの、または読者諸君の目的に沿って、改変したものを使用可能とするためである。

6）シュタインワッハ（Donald M. Steinwachs）とヤッフェ（Richard Yaffe）（1978）は前払いグループシステムに関する懸念の例の1つに、診療提供のタイミングを「あまり注意されない診療過程の一面」として挙げている。彼らの枠組みの中で、タイミングを逸した診療とは、提供するのが遅すぎる医療だけでなく、早すぎる医療及びまったく不必要な医療も含んでいる。

7）医療者と患者が一緒にいる十分な時間は両者にとって、満足を得るのに非常に重要な要素である。シルバー（George A. Silver 1963）とグッドリッチら（Charles H. Goodrich 1970）それぞれが報告した注意深く計画された実地検証において、診療を急がなくても良いことはその成功の中心的要素であった。メカニック（David

Mechanic) も、良い仕事をするために十分な時間がないと感じた時に不満になるということを示した（Mechanic 1970, 1975）。

8) ハルカらの医師患者関係の質を評価した重要な仕事の中では、患者の心配事に医師が気がついているということは、医師患者間のコミュニケーションの成功を表す指標であると同定し、その気づきの程度を測定する方法が提供されている（Hulka ら 1971）。

9) スターフィールド（Barbara H. Starfield）らは、医療の継続性の測定として、受診中に医師が、前回受診で見つかった健康問題について認識している程度を使用した。彼女たちはカルテを改編することで、前回の問題の認識に影響があるかどうかも報告した。Starfield ら 1976、Simborg ら 1976 を参照。

10) 外への紹介がない時の患者の診療に関わった医師と医療機関の数は多くの研究者によって医療の継続性の指標として使われている。例えば、Pugh と MacMahon 1967、Mindlin と Densen 1969、Shortell 1976、Bice と Boxerman 1977。

11) 注釈9) 参照。

12) 診療所またはグループ診療において、患者の診療に責任を持つ医師を特定できるかどうかは、医師―患者関係の性質の指標として使われてきた。Walker ら 1964 参照。

13) 私はこの想像をサミュエル・バトラーの「エレホン」から描いた。ここでは、未来の子供はあの世で幽霊体としてすでに生きており、生まれるには苦痛と忍耐が必要ではあるが生まれたくて仕方がないと、信じられている。

14) 経時的な変化はEMCROプログラム（実験的医療検討機関：Experimental Medical Care Review Organization）による、1972、1973、1974 予算年度の3回にわたる要請に伴うガイドラインの種類によく表れている。EMCROプログラムは医療の質を評価するための方法を構築し検証するモデル機関の構築を推進するために設置された。最も初期のガイドラインはその地域の医師を代表する機関によって提供された医療を明示的な過程基準を使用して評価するように勧めてい

たが、2年足らずの後には、決まった人口集団における影響を評価することを強調していた。また評価はそのような集団の医療に対して責任のある組織によってなされるべきであるとしていた。評価の方法の違いだけではなく、この推移は、私が関心の強さと範囲と呼んだものが、患者個人に医療を提供する個々の医師から、大きな集団に対して責任のある組織へとずれてきていることを表している (Little 1976, p.51-53)。この後の文中で述べる通り、人口集団に対する責任の想定は、結果評価とうまく適合する。

　過程の評価に大きく頼ることを軽視して、結果指向と銘打っているプログラムの例の1つに、病院認証機構 (Joint Commission on Accreditation of Hospitals) により作成された、成績評価手法プログラム (Performance Evaluation Procedure) がある (Jacobs ら 1976, p.23-31 と p.33-49)。この方法では、退院時の死亡や合併症の発生とともに状態の記載をする。しかし、身体的な状態に関する情報は退院適応を示すのみの目的で使われており、死亡や合併症の記載はその前の診療の検証を始める目的で使用されるのみであった。別の成績評価手法プログラムの要素には、入院と退院必要性の立証、診断の立証、手術と他の侵襲的の手技の理由の立証があった。これら全ては過程の評価、または、過程及び結果評価の融合としても考えられる。

15) 例えば、イバン・イリッチ (Ivan Illich 1976) は、いつ何時も死は避けるべきであり、痛みと苦痛は和らげられるべきであるという推定は人々を不必要に医療に依存的にさせ、道徳的精神的に発展する能力を減ずるものであると主張した。

16) 妥当性のいくつかの側面を表す新しい語彙をここで加えることをお許し願いたい。ここでは、私が異なると思うことをより強く区別するために異なる言葉を用いた。単に私が測定の文献上どのような言葉や約束が存在するのかを知らないがために、新しい言葉を作ったり、すでに存在する言葉を新しいやり方で使ったりした。このことに関してより造詣の深い読者諸君から訂正、指導を受けることをお待ちしている。

17) 私は、この現象を表現するのに簡潔な、良い言葉を見つけることができなかった。「目的的妥当性」も考えたが、あまりにも変な言葉だと思った。

18) この、一見明らかな条件は、私の医療の質に関する最も初期の論文に対して、ハ

ワード・ケルマンから最初に指摘を受けたものである。Donabedian 1966 参照。

19) プログラム評価における矛盾した効果を認識して許容することの重要性は、明確にサンダース（Barkev. S. Sanders によって 1964 年に発見されている。より詳しい議論は Donabedian 1972, p.154-5 を参照。

20) ハヴィガーストとブルームスタインはこの平坦な曲線の伸びが、明らかに「必要」と「不必要」な医療の間に位置することから「質とコストの無人地帯」と呼んだ。（Havighurst と Blumstein 1975, p.17 の図と文参照）。

21) ブルックらはこのことに関する彼らの思考をまとめて「対象時間（time window）」という心地良い表現を使った。

22) ウイリアムソンは一時期、特定の結果指標に関して明確な目標を設定し、それが達成されない時に診療を検討する方法を表現するのに「前向き疫学」という言葉を使った（Williamson 1971）。ブルックらはこの結果評価の方法を事後的方法の分類に入れた。彼らの前向きの方法の分類には、同時進行的評価と私が表現したものを含んでいる。彼らは但し書き付きではあるが、健康状態の基礎評価と医療が適用された後の再評価を伴う研究も前向きの分類に入れている。この最後の方法は、医療の効果を評価することを見越して測定の一部が医療の前に起きているために、そう分類された。「前向き」と呼ぶには何らかの理由があると私は信じている（Brook ら 1977, p.17-21）。

23) そのようなシステムの良い例は、病院認証機構により作成された、成績評価手法プログラム（Performance Evaluation Procedure）である（Jacobs ら 1976）。これは、病院、医院が妊婦、母体、術後や他の死亡率や、術後合併症、輸血反応、院内感染などの指標を評価する病院委員会の仕事において、ほぼ普遍的に取り入れられていた。

24) これは、ウイリアムソン（1971）によって開発された方法を使用するのに重要な仮定であると思われる。これについては、注釈 22) で簡単に述べたが、このシリーズの続編で記述の予定である。

25) やりすぎる過ちを犯すことと、やらないという過ちを犯すことのどちらが良いかの興味深い議論については Scheff 1963、1964 を参照。

26) 結果基準の転機となる研究で、ブルックらが同じ結論に至るのを見て私はうれしい（Brook ら 1977, p.14-15）。

27) 私は、私が新しい言葉に弱いことを冷やかすのが好きな多くの友人にさらに格好の題材を提供することにためらいを感じる。しかし、表れるのに時間がかかり多くの影響の総和を表す健康状態のより一般的な測定と、ほとんど対応する診療に連結して素早く起こる生理的、生化学的機能のより高感度で特異的な変化の区別を簡単に示すことができれば便利だと思う。ひょっとすると、前者は「マクロ的結果」、後者は「ミクロ的結果」または「ミニ結果」と呼べるかもしれない。読者諸君には、この思索を引き継いでより良い言葉を見つけてくださることを望む。

3章の参考文献

Bice, T.W., and Boxerman, S.B., "A Quantitative Measure of Continuity of Care." Medical Care 15 (1977):347-49.

Blum, H.L., "Evaluating Health Care." Medical Care 12 (1974):999-1011.

Brook, R.H., "Critical Issues in the Assessment of Quality of Care and Their Relationship to HMOs." Journal of Medical Education 48 (1973):114-34.

―――; Davies-Avery, A.; Greenfield, S.; Harris, L.J.; Lelah, T.; Solomon, N.E.; and Ware, J.E., Jr.; Quality of Medical Care Assessment Using Outcome Measures: An Overview of the Method. Santa Monica, California: The Rand Corporation, 1976. 166 pp.

―――; Davies-Avery, A.; Greenfield, S.; Harris, L.J.; Lelah, T.; Solomon, N.E.; and Ware, J.E., Jr.; "Assessing the Quality of Medical Care Using Outcome Measures: An Overview of the Method." Supplement to Medical Care 15 (1977):1-165.

Chicago: The University of Chicago Press, 1933. 302 pp.

Cochrane, A.L., Effectiveness and Efficiency: Random Reflections on Health Services. London: The Nuffield Provincial Hospital Trust, 1972. 92 pp.

De Geyndt, W., "Five Approaches for Assessing the Quality of Care." Hospital Administration 15 (1970):21-42.

Doll, R., "Surveillance and Monitoring." International Journal of Epidemiology 3 (1974):305-14.

Donabedian, A., "Evaluating the Quality of Medical Care." Milbank Memorial Fund Quarterly 44 (1966):166-203.

―――― , "Promoting Quality through Evaluating the Process of Patient Care." Medical Care 6 (1968):181-202.

―――― A Guide to Medical Care Administration, Volume 11: Medical Care Appraisal-Quality and Utilization. New York (now Washington, D.C.): American Public Health Association, 1969. 176 pp.

―――― , "Models for Organizing the Delivery of Personal Health Services and Criteria for Evaluating Them." Milbank Memorial Fund Quarterly 50 (1972): 103-54.

―――― , Aspects of Medical Care Administration: Specifying Requirements for Health Care. Cambridge, Massachusetts: Harvard University Press, for the Commonwealth Fund, 1973. 649 pp.

―――― , "Measuring and Evaluating Hospital and Medical Care." Bulletin of the New York Academy of Medicine 52 (1976):51-59.

Dror, Y., Public Policymaking Reexamined. San Francisco: Chandler Publishing Co., 1968. 370 pp.

Freeborn, D.K., and Greenlick, M.R., "Evaluation of the Performance of Ambulatory Care Systems: Research Requirements and Opportunities." Supplement to Medical Care 11 (1973):68-75.

Goodrich, C.H.; Olendzki, M.C.; and Reader, G.G.; Welfare Medical Care: An Experiment. Cambridge, Massachusetts: Harvard University Press, 1970.343 pp.

Havighurst, C.C., and Blumstein, J.F., "Coping with Quality/Cost Trade-Offs in Medical Care: The Role of PSROs." Northwestern University Law Review 70 (1975):6-68.

Hulka, B.S.; Kupper, L.L.; Cassel, J.C.; and Thompson, S.J.; "A Method for Measuring Physicians' Awareness of Patients' Concerns." HSMHA Health Reports 86 (1971):741-51.

Illich, I., Medical Nemesis: The Expropriation of Health. New York: Pantheon Books, 1976. 294 pp.

Jacobs, C.M.; Christoffel, T.H.; and Dixon, N.; Measuring the Quality of Patient Care: The Rationale for Outcome Audit. Cambridge, Massachusetts: Ballinger Publishing Co., 1976. 183 pp.

Lane, D.S., and Kelman, H.R., "Assessment of Maternal Health Care Quality: Conceptual and Methodologic Issues." Medical Care 13 (1975):791-807.

Lee, R.I., and Jones, L.W., The Fundamentals of Good Medical Care.

Little Arthur D., Inc., EMCRO-An Evaluation of Experimental Medical Care Review Organizations. Volume I: Executive Summary of Final Report. Hyattsville, Maryland: National Center for Health Services Research, Division of Health Services Evaluation, 1976. 237 pp.

Makover, H.B., 'The Quality of Medical Care." American Journal of Public Health 41 (1951):824-32.

Marshall, C.L., "Quality in Medical Care: Consumerism and Caduceus." In Toward an Educated Health Consumer: Mass Communication and Quality in Medical Care, pp.33-53. Washington, D.C.: U.S. Government PrintingOffice, DHEW Publication No, (NIH) 77-881, 1977. 63 pp.

Mechanic, D., "Correlates of Frustration among British General Practitioners." Journal of Health and Social Behavior 11 (1970):87-104.

――――― "The Organization of Medical Practice and Practice Orientations among Physicians in Prepaid and Nonprepaid Primary Care Settings." Medical Care 13 (1975):189-204.

Mindlin, R.L., and Densen, P.M,, "Medical Care of Urban Infants: Continuity of Care." American Journal of Public Health 59 (1969):1294-1301.

Pugh, T.F., and MacMahon, B., "Measurement of Discontinuity of Psychiatric Inpatient Care." Public Health Reports 82 (1967):533-38.

Sanders, B.S., "Measuring Community Health Levels." American Journal of Public Health 54 (1964):1063-70.

Scheff, T.J., "Decision Rules, Types of Error and Their Consequences in Medical Diagnosis." Behavioral Science 8 (1963):97-105.

――――― , "Preferred Errors in Diagnosis." Medical Care 2 (1964):166-72.

Sheps, M.C., "Approaches to the Quality of Hospital Care." Public Health Reports 9 (1955):877-86.

Shortell, S.M., "Continuity of Medical Care: Conceptualization and Measurement." Medical

Care 14 (1976):377-91.

Silver, G.A., Family Medical Care: A Report on the Family Health Maintenance Demonstration. Cambridge, Massachusetts: Harvard University Press, 1963. 359 pp.

Simborg, D.W.; Starfield, B.H.; Horn, S.D.; and Yourtee, S.A.; 'Information Factors Affecting Problem Follow-up in Ambulatory Care." Medical Care 14 (1976):848-56.

Simon, H.A., Administrative Behavior. New York: The Macmillan Company, 1961. 259 pp.

Starfield, B.H.; Simborg, D.W.; Horn, S.D.; and Yourtee, S.A.;"Continuity and Coordination in Primary Care: Their Achievement and Utility." Medical Care 14 (1976):625-36.

Steinwachs, D.M., and Yaffe, R.,"Assessing the Timeliness of Ambulatory Care." American Journal of Public Health 68 (1978):547-56.

Walker, J.E.C.; Murawski, B.J.; and Thorn, G.W.;"An Experimental Program in Ambulatory Medical Care." New England Journal of Medicine 271 (1964): 63-68.128 Basic Approaches to Assessment

Williamson, J. W.,"Evaluating Quality of Patient Care: A Strategy Relating Outcome and Process." Journal of the American Medical Association 218 (1971): 564-69.

―――― Assessing and Improving Health Care Outcomes: The Health Accounting Approach to Quality Assurance. Cambridge, Massachusetts: Ballinger Publishing Company, 1978. 327 pp.

付録A：規範的な行動と関係すると思われていた、医療の質のより詳細な設定（ドナベディアンによる提案、1968年[訳注26]）

1．医師の行動

A．健康と疾病の技術的管理
　1．診断の適切性
　　a．適切で完全な情報を臨床的検査、または他の診断技術によって得る技量と区別
　　b．妥当な情報（正確な診断テスト）または、推定（例：身体所見から）
　　c．得られた情報の健全な判断
　　d．得られた情報の評価における完全性
　　e．診断の妥当性
　2．治療の適切性
　　a．治療によるリスクと治療すべき疾患を十分に考慮した上での効果的で特定の治療方針の選択
　　b．診断過程に対する過度の先入観がなく、痛み、不快感そして苦痛に対する適切な管理をすること
　　c．治療に関連したリスクと副作用について患者に情報提供すること
　　d．リスクを減らして、効果を最大にする目的で、適切な監視を行うこと
　3．診断及び治療的手技において、倹約的で重複を最小限にしていること（資源の経済的な使用という意味での効率性の問題。ただし医療の組織における重要な要素はここでは考えられていない。ある治療を行う際に、特定の情報項目と治療上の必要性を持っているという論理的な必要性に力点が置かれている）

訳注26) Donabedian, A., "Promoting Quality through Evaluating the Process of Patient Care" Medical Care 6 (1968):181-202

4．医療技術を十分に使っていること
   a．現存の技術を適用する時において、最大の効果を得る、技術に関する知識とそれを適用する技量を持つこと
   b．新しい技術を導入し使用する時に技術の善し悪しを区別する
   c．古いやり方を廃棄するのに善し悪しを区別する
5．専門的、機能的な相違を完全に追求すること。医師が自らの限界を認識し、他の専門家や職種を必要に応じ使うこと

B．社会環境的な健康と疾病の管理
1．社会的、環境的、特に家族や職場における要素に対して注意を払い、以下の点に関連していること
   a．受療及び治療の維持を阻害する要因を発見し除去する
   b．専門家的な定義での必要性に到達すること
   c．全ての「良好な状態」の人の定期的な検討の頻度と内容の調節
   d．診断過程の情報の取得と評価
   e．治療の計画と勧告
2．以下の点に関してより大きな社会単位（通常は過程）を診療の単位として使うこと
   a．患者個人のために社会環境的要素を治療的に動かすこと
   b．診療の対象としてより大きな社会単位を使うこと－例えば、感染症の家庭内の疫学や、長期にわたる疾病の家族への影響を考慮する
3．患者のために地域的な資源を活用する
4．より広い地域の利益に注意を向ける－例えば、伝染性疾病を報告する

C．健康と疾病の心理的な管理
1．以下の点に関する心理感情的要素に注意する
   a．受療及び治療の維持を阻害する要因を発見し除去する
   b．専門家的な定義での必要性に到達すること
   c．全ての「良好な状態」の人の定期的な検討の頻度と内容の調節

    d．診断過程の情報の取得と評価
    e．治療の計画と勧告

D．健康と疾病の統合的な管理
  1．精神身体的な健康を増進することに主眼を置いた「良好な状態」にある人の定期的な検討。適切なスクリーニング機能を使った、身体的、感情的な異常を早期発見し、疾病、事故、負傷、行動的感情的問題その他に対して適切な一時的予防技術を使うこと
  2．疾病の治療のための受診を健康管理の機会として使うこと
  3．疑われた異常または健康問題に対して適切な経時的観察をすること
  4．「高リスク」な状態を発見し、そのようなリスクに対する健康管理と診療の内容と量を適切に調節すること
  5．予防的、身体的、社会的、行動的な故障に対してあるべき注意を払った上で、健康と疾病の管理における、先を考えた予防的な指向を持つこと
  6．機能の回復とリハビリに注意を払うこと

E．健康と疾病の管理における継続性と整合性
  1．1人の医師と人間的関係を築くこと、または、何人かの医師による診療を整合する、あるいはその両方によって、個々の患者診療の継続性と整合性をとること
  2．患者のカルテの適切な記載と診療の継続性と整合性を保つ道具として常にカルテが利用可能であること
  3．家族の何人かまたは全員に対して継続的かつ整合のとれた診療を行い、その全員のカルテが担当医に利用可能であること

2．医師患者関係

A．医師患者関係のいくつかの正式な性質
  1．調和一致

医師と患者の期待、方向性その他の類似
2．適応
医師が自分のやり方を患者の期待（例えば患者の感情的な度合いなど）ばかりでなく、自律の度合い、感情的な共感の度合いなど、臨床的状況からくる必要性にも合わせられること
3．相互性
（診療における関係が）医師と患者への両方の利益になること
4．安定性
患者と医師の安定した関係

B．医師患者関係の内容についての性質
1．患者の自主性、行動の自由を最大限保つこと（特に施設に入所している患者にとって重要）
2．家族と地域社会との連絡と絆を最大限保つこと（特に施設に入所している患者にとって重要）
3．医師患者関係において最大限対等な扱いをすること
4．以下の手段により最大限患者が診療に参加すること
　　1．健康状態における知識の共有
　　2．意思決定における協力関係
　　3．治療の実行における参加
5．医療者が適度の感情移入を持って、患者に共感し関係を保つこと
6．過度の依存を助長しない、支持的関係を保つこと
7．患者の道徳や他の価値観に対して中立的で非難のない姿勢を保つこと
8．医療者の影響と行動を適切な社会的機能の範囲内に抑えること
9．患者を経済的、社会的、性的、その他で虐待しないこと
10．患者の尊厳と個別性を保つこと
11．プライバシーの保持
12．秘密の保持

付録B：医療の質の評価のために使用するべき情報の分類リスト
（ドナベディアンによる提案、1968年[訳注27]）

1．医療の過程が起こる場（構造）の特性

　場が望ましい時に良い医療がより提供されやすく、かつ何が望ましい場を構成するのかを我々が知っているという前提に立っている。

A．物理的な構造、施設、設備
  1．特定の医療機能に関連したある施設と設備の有無
  2．機能と関連した空間と物理的な配置
B．総合的な組織特性
  1．所有・運営母体
  2．営利・非営利組織
  3．認定、関連施設、臨床研修指定の状況
  4．他の組織間の機能的関係（例えば、地域プログラムに参加しているなど）
  5．グループ診療、共同経営、単独診療
C．管理組織
  1．理事会：構成と活動
  2．管理者：資格、及び理事、スタッフとの関係
D．スタッフの組織
  1．資格：正式な学位、認定、経験、その他
  2．仕事量に対するスタッフの数

訳注27) Donabedian, A., "Promoting Quality through Evaluating the Process of Patient Care" Medical Care 6 (1968):181-202
　　　　歴史的な視点を保つために原文のまま分類を提示している。もっとも、現時点で私は「患者行動」の項に挙げられている多くの項目を「結果」の分類に移したいと思う。また、今の私なら1章で述べたような理由から「医療者の満足」を結果の分類から除くだろう。「医療サービスの利用」という分類と、このリストの他の項目の曖昧さは第3章の中で論じている。

3．スタッフの組織と活動を規定する考え方
     a．教育的機能：スタッフの能力の維持向上
     b．管理機能：外部による医療検討（Utilization review）、スタッフの成績の様々なタイプの監査など
E．組織における財政と関連事項
   1．病院の宿泊施設
   2．料金の支払い源と患者の自己負担の程度
F．地理的な要素：距離、周辺の状況など

2．医療提供者の健康と疾病の管理のための行動（過程）

「良い」医療を構成する許容可能な標準が存在し、良い医療が健康上の結果を改善するという前提に立っている。

A．スクリーニングと疾病発見活動がなされているか
   1．高齢患者に適応のある定型的な処置。例えば、緑内障、糖尿病、女性の子宮頸ガン、下部消化管ガン、乳ガン、視力聴力障害の検査など
   2．特定の高リスク状態に関連したスクリーニングと疾病発見活動。例えば直腸からの出血（Ｓ字結腸鏡）、尿中の出血（膀胱鏡）、消化不良（バリウムによる造影、潜血検査）、高血圧（眼底、尿、カテコラミンなど）
   3．「要注意」所見に対して適切な診断治療活動を行う。例えば、体の開口部からの出血や特定の検査所見異常（尿糖や血糖など）
B．診断活動
   1．診断のための精査
     a．単位人口当たりの特定のテストの施行頻度
     b．特定の疾病状況に対する診断精査：量とテストの性質など
   2．診断分類のパターン。完全性、網羅性、特異性など
   3．診断の妥当性確認
     a．組織や死後の病理検討報告書
     b．術前と術後診断

         c．入院時及び退院時診断
    4．初期診断上法の妥当性確認。例えば検査報告、X線読影の正確さに関する研究
C．治療
    1．特定の疾病に関する予防管理と監視。糖尿病や高血圧、梅毒など特定の疾病に対する最小または最善の標準的受診回数と通常の定期受診
    2．薬剤、血液、生物製剤一般の使用パターン
         a．人口当たり、または1,000受診当たりの総処方薬数
         b．抗生物質の使用、特に多剤併用
         c．最近の感受性を調べないままの抗生物質の使用
         d．造血物質の散弾銃的な使用
         e．混合ビタミン剤の使用
         f．鎮静剤の使用
         g．血液量、年齢、性別、その他ごとの血液製剤の使用、1単位輸血の発生頻度
    3．特定の診断状況における薬剤、血液、生物製剤の使用パターン
    4．手術のパターン
         a．術式ごとの手術率。特に乱用されがちな手術、例えば、扁桃摘出術、虫垂摘除術、内痔核摘出術、静脈瘤手術、いくつかの婦人科手術（子宮摘出術、頚部上子宮摘出術、子宮つり上げ術）に対して強調する
         b．最初の手術に問題があったための再手術を含む、反復手術のパターン
         c．手術での正常組織の除去
D．紹介と依頼
    1．紹介元の医師、紹介先、疾病の特徴、患者の特徴、施設の特徴の、分類ごとの紹介と依頼のパターン
    2．情緒心理的な問題における精神科への紹介など、特定の疾病状況での紹介と依頼
E．医療の整合性と継続性
    ある単一の患者に対するある一定の時期の間、またはある特定の疾病の

診療に関与する医師、病院、他の機関の数
F．地域の機関と資源の使用

3．医療の組織の中で長所や短所を示しうる他の医療提供者の行動

A．スタッフの回転率（採用と退職の速さ）と欠席率
B．病欠（例えば看護学生など）
C．おそらく良い医療の提供元についてよく知っていると思われる医療者の受診行動

4．診療組織または医師患者関係の欠陥を示す患者行動

A．苦情：量と性質
B．コンプライアンスと非コンプライアンス：予約しても来院しない、治療方針を守らない（服薬、食事、安静、運動など）、診療の自己判断による中止、自己退院
C．知識
　1．健康と疾病全体について
　2．現在の疾病について
D．以前の受療後に期待される知識と行動の変容
　　例えば、出産後の周産期、正常児の診療に関する知識

5．医療利用の特徴（過程と結果）

A．医療の量
　1．一般集団及び年齢、性別、人種、収入、職業、教育、住所、保険の種類別などの集団における医療利用のレベル
　2．受療の構成要素：「初診」1つまたは複数のサービスを受ける割合、「再診」1つまたは複数のサービスを受けた人へのサービスの数

3．診療の場ごとの医療の消費：診療所、家、病院、老人ホーム他
4．診療提供者のタイプごとの医療の消費
   a．医療者のタイプ
   b．専門家か否か

6．健康または他の結果の特徴

A．健康上の結果
結果を左右する医療以外の要素は調節されているのが前提である
1．死亡率一般、疾病率、障害率（解釈の問題は深刻であるが、経時的な変化や地理的なばらつきなどを調べることができるだろう）
2．ある特定の集団における死亡率
   a．乳児死亡率とその構成
   b．妊産婦死亡率
   c．他の年齢・性別別の死亡率
3．原因ごとの死亡率
4．寿命、平均寿命及び各年齢での平均余命
5．疾病及び死亡の両方により失われた平均日数または、失われた日数を引いた残りの平均日数など、疾患の総合指標
6．一般集団における予防可能な疾病や障害の発生（この方法は現在または数年、数十年前に良い医療が行われたならば、現在の疾病や傷害は予防できただろうという前提に基づいている。例を挙げるならば、鉄欠乏性貧血、緑内障による失明、中耳の疾患による難聴、リウマチ性心疾患、糖尿病性アシドーシス、糖尿病その他の疾患による肢切断、ガン診断時の病期と広がりなどがある）
7．治療における合併症や失敗の発生。例は褥瘡、非代償性心不全、糖尿病の不完全な管理など
8．患者の人種や社会経済的な特性を補正したあとの疾患や手術の種類、医療者のタイプなどごとの症例死亡率、術後死亡率

9．医療の最中または手術後の特定の合併症の発生。例えば術後感染
　10．外傷または神経疾患のあとの身体機能の回復。例えば、骨折後の回復や脳梗塞後の後遺症
　11．精神疾患のあとの社会的な回復。例えば、所属集団へとどまることができるかどうか（再入院率が指標になる）。解雇にならないこと
B．満足
　1．患者の満足は必ずしも、または通常は、技術的な質の指標にはならない。しかし、患者のニーズに注意を向けるということは医療の質の重要な側面であり、技術的な成績だけでなく患者の満足も重要である
　2．診療を提供する医療者の満足(この話は滅多に語られることがないが、医療技術を提供する人が、自分たちのしている仕事とその条件について幸福でないならば、最善の医療技術が維持できないと考えるのは妥当である)

付録C：外来医療の成績を評価する上で使用する情報のリストと分類
（フリーボーンとグリーンリックの提案、1973年[訳注28]）

1．効果の評価

A．技術的な効果
1．構造
   a．物理的な構造、施設、設備
   b．診療の範囲
   c．一般組織的な特徴。例えば所有者、認定、他機関との関連、組織内での医療スタッフの役割
   d．管理体制と意思決定構造
   e．スタッフ組織。例えば数、タイプ、資格、及びスタッフの規律方針
   f．組織の財政・他関係の側面。例えば財源、支払いの方法など
   g．距離、地理的な孤立、地域における特定の診療方法と施設の存在と利便性
2．医療提供の過程
   a．利便性
（1）医療を提供すべき、または医療を受けるべき集団及び、その社会、集団的特徴を定義する（これらのデータはリスクのある集団を特定し、利用または他の率の計算上分母となる）
（2）いくつかの疾病率、死亡率、障害率そして、利用パターンごとの社会集団的特徴（これらのデータは疾病パターンで定義される必要性と医療の利用の関係を分析するのに役立つ）
（3）未診断または、診断済みながら治療開始となっていないが、発見

訳注28) Freeborn D.K と Greenlick, M.R., "Evaluation of the Performance of Ambulatory Care Systems: Research Requirements and Opportunities." Supplement to Medical Care 11 (1973): 68-75 許可を得て転載・改編

可能な疾患を持つ集団（このようなデータは、満たされていない必要性を発見するのに助けとなる）
（4）時間、場所、サービスのタイプ、医療提供者のタイプ、関連疾患の症状や表れ方ごとの利用、疾患の発病ごとや処置ごとの利用パターン

b．医療提供者の成績
（1）医療の量に関するデータ。例えば必要度に応じた医療の利用など（いくつかの症状や疾患から表現する）
（2）年齢と性別の集団に当てはまる、通常の処置とサービスの数で示される、スクリーニングと症例発見の程度。治療と結びつく予防的医療の程度、高リスク集団のスクリーニングと疾患発見、「要注意」所見の適切なフォロー
（3）診断作業と治療の適切性に関するデータ。例えば、完全性のパターン、診断の特異性、主たる診断情報の妥当性検証（検査レポートの正確性に関する研究など）、特定の疾患の予防、治療、リハビリ。薬剤、血液、生物製剤の使用パターン、検査、X線、その他の検査や投薬の重複の程度など

c．継続性
（1）診療を中心的に調整する医療者、またはかかりつけ医を持っている患者の数
（2）紹介と依頼の頻度と適切性。システム外での資源利用の調整
（3）コンプライアンスの程度（特に高血圧患者など高リスク患者について）
（4）異常所見のフォローの程度

3．技術的な医療の結果
a．経時的な、死亡率、疾患率、障害率一般
b．ある特定の集団（乳児、妊産婦）の死亡率
c．機能的障害
d．予防可能な疾病及び障害の発生

e．身体機能の回復
f．社会機能の回復
g．特定の合併症の発生
h．疾患と手術の症例死亡率
i．治療の失敗と合併症の発生

B．効果の心理的側面
 1．患者満足度
 a．以下の点に関する姿勢と知識で表される利便性に関する満足
   （1）必要な時間と場所で医療が利用可能な程度
   （2）定期的な予約と緊急での受診のしやすさ
   （3）どのようにシステムが動いており医療給付が受けられるのかをどの程度患者が理解しているのか
 b．以下の姿勢によって表される、医療の質に関する満足度
   （1）技術的な熟達度または、患者の医師及び他の医療者の能力
   （2）疾患の結果、診療の結果として患者が自分の状態の変化を感じるかどうか
 c．以下の項目を測ることで決定する、医療の過程と人間関係への満足度
   （1）患者がプライマリ・ケア医また医療の中心的提供者がいることをどれほど価値があると思うか
   （2）医師やスタッフの興味や関心をどれほど患者が感じているか
   （3）医師に対する信頼と自信
   （4）病状と診断の理解の度合い
   （5）医師の指示と計画の他の部分を理解するのにどれほど困難があるか
 d．システム的な調整への満足
   （1）以下の点に対する姿勢で確認できる
     ⒜ 施設や環境
     ⒝ 予約システムでの患者の流れ、待ち時間、システムに入ったあとの時間、スタッフの助けの役立ち具合、問題と苦情を処理する仕組み

    (c) 提供された給付と医療の性質と範囲
 （2）行動の観察によって示されること、例えば
    (a) システム外での医療の使用
    (b) 当該保険をやめて別の保険に移る人の割合
    (c) 医療システムで受け付けられる苦情の数とタイプ
    (d) 予約の破棄率、キャンセル率
    (e) 処方されたやり方に対するコンプライアンス
    (f) システムの中で選択が可能だとして医師を変わる患者の割合
２．医療提供者の満足
  ａ．以下の要素に関してスタッフの姿勢や感覚で表される情報
 （1）自主性／組織的管理
    (a) 仕事のペースとそのペースを管理することへの満足
    (b) スタッフが技術的に必要であることを組織的な影響なく決められる度合いと、スタッフが専門技術と知識を完全に使える度合い
    (c) 医療提供のための資源の適切性に関する満足
    (d) スタッフとしての仕事の範囲と内容を自分で決められる程度に対する満足
    (e) 監督のタイプについての満足
 （2）患者、スタッフのやりとりとスタッフ間の関係
    (a) スタッフの患者との関係の容易さまたは困難さと、そのような関係に対して組織が影響する程度
    (b) 医療者が患者と良い質の医療を行うだけの必要な時間を費やすことができると感じている程度
    (c) 管理スタッフを含む他のスタッフとの関係についての満足
 （3）信望と地位
    (a) 知識と技術を磨く機会及び、専門職、または組織の中で昇進する機会についての満足
    (b) 給料、手当、労働環境に関する満足
    (c) 他の健康フィールドと比較して、職場としての望ましさに関する

一般的な意見と評価
　(d)　現在の環境の中で生き残る能力、成長し成功するこれからの機会そして、より広い健康関連の世界での信望や地位に対しての評価
　b．システムに対するスタッフの満足または不満の指標。例えば定着率、欠席率、病欠の過度の使用、仕事の質

2．効率の評価

　色々な医療システムにおける相対的な効率を評価するために、生産関数（出力と入力の関係）とコスト関数（コストと出力の関係）が検討されなければならない。生産とコスト関数の推定により、リスクのある集団の必要性に見合う、より効率的な医療と資源の構成を見つけることが可能になる。一般にこれらの関数を作り上げるための最低必要なデータは、以下のものを含む。

　A．コスト情報：給料体系、資本と設備コスト、維持コスト、物品コスト、患者1年当たりのコスト、家族1年当たりのコスト、サービス当たりのコスト
　B．生産性情報：受診した患者と提供された医療の量、人材の数と種類、毎日の労働量、人的スタッフの活動量と消費時間、患者スケジュールの手続き
　C．集団の特性と疾患率情報（これにより、上記のコストと生産性の測定が年齢、性別、疾患構成によって標準化できる）

付録D：周産期医療の質を評価するのに（特定の情報源から得られる）情報のリストと分類（レーンとケルマンによって提案、1975年[訳注29]）

1．予　防

A．出産前

1. 家族歴の聴取（P,R）
2. 月経歴の聴取（P,R）
3. 既往歴（手術を含む）の聴取（P,R）
4. 妊娠歴の聴取（P,R）
5. 現在の妊娠経過の聴取（P,R）
6. 一般的な身体所見（P,R）
7. 内診と現在の妊娠の状態評価（P,R）
8. 臨床的な骨盤測定（P,R）
9. 血算（またはヘモグロビン、ヘマトクリット、白血球及び分画）（P,R）
10. 尿検査（P,R）
11. 梅毒の標準検査（P,R）
12. 血液型、Ｒｈ型（P,R）
13. 風疹抗体のスクリーニング（P,R）
14. 子宮頸癌 Pap スメア（P,R）
15. 必要があれば妊娠検査（P,R）
16. 予防接種（P,R）
17. 出産前教室（P,R）
18. 定期受診の間の受診歴（P,R）

訳注29）Lane, D.S と Kelman, H.R., "Assessment of Maternal Health Care Quality: Conceptual and Methodologic Issues." Medical Care 13 (1975): 791-807 許可を得て使用
　　　括弧内のアルファベットは情報源を表す。(C) 患者インタビュー、(H) 病院のスケジュール、(P) 周産期の施設スケジュール、(R) カルテ。

19. 体重のモニター（P,R）
20. 血圧のモニター（P,R）
21. 尿検査のモニター（P,R）
22. 子宮サイズの記録（P,R）
23. 胎動を感知した時間の記録（P,R）
24. 心拍上昇後の胎児心拍の聴取（P,R）
25. 胎位の記録（P,R）
26. 36週以降の子宮口消退と開大の評価のための内診（P,R）
27. 妊娠前の治療歴（P,C,R）
28. 計画または計画外妊娠（P,C,R）
29. 避妊法（R）
30. 周産期医療の始まった月数（C,R）
31. マタニティーの進行過程及び関連教育事項に対する理解と知識の評価（P,R）
32. 妊娠と分娩に関するカウンセリング（P,C）
33. 適切な文献の使用（P,C）
34. 周産期医療の施設と利用に関する情報と話し合い。例えば予約通りの受診をすること、いつ来院すべきか、院内案内（P,C）
35. 出産前予約の数（P,R）

B．陣痛と分娩
1．月経歴の聴取
2．妊娠分娩歴の聴取（R）
3．腹痛と子宮収縮歴の聴取（R）
4．入院時血圧（R）
5．胎位の決定（R）
6．子宮収縮、腹部または子宮の痛みのフォロー（R）
7．胎児心音の聴取（R）
8．出血の程度の決定（R）

9．子宮口と卵膜の状態の決定（R）
10．（以前に行われていなかったら）臨床的骨盤計測（R）
11．血算（またはヘモグロビン、ヘマトクリット、白血球及び分画）（H,R）
12．尿検査（H,R）
13．血液型とＲｈ型（もし不明の場合）（R）
14．分娩のタイプ（R）
15．会陰切開（R）
16．産後１時間の観察（H）
17．周産期ケアの指示（H,C,R）
18．新生児ケアと授乳の指示（H,C）
19．家族計画の指示（H,C）
20．アプガースコア（H,R）
21．新生児の初期診察（H,R）
22．フェニルケトン尿症のスクリーニング（R）
23．新生児の眼処置（R）
24．新生児へのビタミンＫ投与（R）
25．正常児診察への紹介（H）
26．Rh 免疫グロブリン（R）

Ｃ．出産後
 1．月経歴の聴取（R）
 2．過去の妊娠歴の聴取（R）
 3．過去の避妊歴の聴取（P,R）
 4．社会的、性交歴の聴取（R）
 5．中間の症状歴（P,R）
 6．Pap スメア（P,R）
 7．一般身体所見（P,R）
 8．内診と乳房診察（P,R）
 9．乳房の自己触診の指示（P,R）

10. 家族計画方法に関する話し合い（P,R）
11. 家族計画法使用の指示（P,R）
12. 産後外来の受診（R）
13. 産間外来の受診（R）

2．有害事象の最小化

A．出産前
1．月経異常の見極め（R）
2．生殖機能異常歴の見極め（R）
3．家族歴異常、父親の異常の見極め（R）
4．今回の妊娠に関連のある既往歴（糖尿病、高血圧、結核、梅毒）の見極め（R）
5．手術歴の見極め（R）
6．栄養不良の見極め（R）
7．体重増加の過剰、過少の見極め（R）
8．風疹ウイルスに接触した妊婦の同定（R）
9．胎位異常の見極め（R）
10. Papスメアの異常の見極め（R）
11. 異常身体所見の見極め（R）
12. 尿糖、尿たんぱくの監視（R）
13. 血圧上昇の監視（R）
14. 浮腫の監視（R）
15. Rh（−）患者の非定型抗体スクリーニングの施行（R）
16. 母親の非定型抗体が見つかった時父親の接合生殖性（Zygosity）の見極め（R）
17. 母親の抗体がある場合の4週ごとの抗体価の測定（R）
18. 抗体価が1：8以上の場合の羊水穿刺（R）
19. 貧血のある患者の見極め（R）
20. 尿路感染症患者の見極め（R）

21. 現在の妊娠における他の合併症の見極め（R）
22. 診断に伴う追加検査や処置の施行（例えば培養、感受性試験、耐糖能試験、胸部レントゲン、鎌状赤血球テストなど）（R）
23. 診断された病気の管理。投薬、監視、カウンセリングなど（R）
24. 紹介（P,C,R）
25. 推奨された行動変容（禁煙）（P,C,R）
26. 母親の健康問題の変化（C,R）
27. 今回の妊娠中の入院（C,R）

B．陣痛と分娩
1．手術歴の聴取（R）
2．合併症妊娠の見極め（R）
3．破水後の妊娠延長の見極め（R）
4．胎位異常の見極め（R）
5．子宮機能異常の見極め（R）
6．他の陣痛・分娩合併症の見極め（R）
7．誘発（R）
8．陣痛開始の刺激（R）
9．麻酔と鎮痛（R）
10. 陣痛、分娩、産褥の間の他の投薬（R）
11. 鉗子分娩（R）
12. 帝王切開と適応（R）
13. 胎盤、臍帯、羊水異常の見極め（R）
14. 貧血の証明（R）
15. 陣痛と分娩合併症の管理（R）
16. 麻酔合併症の管理（R）
17. 診断による追加試験・処置の施行（培養、凝固テスト、X線撮影、骨盤計測、胎児モニター、臍帯血検査など）（R）
18. 輸血（R）

19. 産褥期合併症の見極め（R）
20. 産褥期合併症の管理（R）
21. 紹介、依頼、報告（H,C）
22. 母児の入院延長（C,R）
23. 検査上の異常のフォロー（R）
24. 交換輸血（R）
25. 問題に対する産後カウンセリング（H,C,R）
26. 新生児蘇生（H,R）
27. 新生児合併症と疾患の管理（R）
28. 未熟児医療（R）
29. 新生児集中治療（R）
30. 新生児血液検査と処置（R）
31. 新生児の陽性所見のフォロー（R,C）

C．産後

1. 以前の避妊による合併症の見極め（R）
2. 月経異常の見極め（R）
3. 特定の避妊法を禁忌とする異常所見の見極め（R）
4. 会陰修復の問題の見極めと管理（R）
5. 異常状態の治療（膣炎、子宮頚部炎）（R）
6. 追加血液検査と診断に沿った他の検査（血算、ヘモグロビン／ヘマトクリット、白血球と分画）（R）
7. 紹介（ラレッケリーグ、他の専門家、ソーシャルワーカー）

3．健康維持

A．出産前

1. 妊娠の間の短い患者の見極め（R）
2. 妊娠前の健康状態及び栄養状態の評価（R）

3. 身長、体重、食事摂取量の記録（P,R）
4. アレルギーと薬剤過敏のある患者の見極め（R）
5. 既往症、手術歴、歯科疾患の見極め（R）
6. 併存する内科的、外科的、歯科疾患治療のための紹介（R）
7. 嘔気、嘔吐、妊娠の他の症状の治療（R）
8. 静脈瘤、妊娠線などの予防治療（R）
9. 食品サプリメント（R）
10. 食事摂取の変更の推奨（R）
11. 妊娠中の日常活動についてのカウンセリング（食事、運動、睡眠、仕事、旅行、入浴など）（P,C,R）
12. 妊娠への感情的適応についてのカウンセリング（R）
13. 赤ん坊に対する準備についてのカウンセリング（P,C,R）
14. 新生児が生まれることに関連する家族、または家庭の問題が生ずることについての質問（C,R）

B．陣痛と分娩
1. 産後うつの治療及び他の新生児が生まれることに関連する精神的、社会的問題への対応（R）
2. 上記の対策のための適切な紹介（R）
3. 出産前の項目⑭と同じ

C．産後
1. 新しく発生した内科的外科的問題の見極め（P,R）
2. 上記の治療のための紹介（R）
3. 一般的な内科的な管理のための紹介（R）
4. 正常児ケアへの紹介（P,C,R）
5. 出産前の項目⑭と同じ

4．リハビリテーション

リハビリテーションとは、すでに定義したように、最小化の延長であり、これらの指標は社会環境的な側面を含んで広範、時に長期にわたる、複数の病状の発見と管理についてより個別に着目している。

A．出産前
1. 社会集団的な高リスク妊娠の見極め（例えば、未婚の母、10歳代の妊娠、超多産（grandmultipara）、高齢初産）（P,R）
2. 深刻な内科的、家庭的問題のある人の見極め（R）
3. 薬物中毒の母親と父親の見極め（P,C,R）
4. 環境的な有害物質暴露や必要物質の欠乏のある人の見極め（P,C,R）
5. 医療提供者及び患者による上記の疾患や問題の管理（紹介や調節を含む）（C,R）
6. 健康上、社会環境上の問題に関する質問（P,C,R）
7. 自然流産または他の妊娠初期の望まれない結果に苦しんでいる患者に対する感情的支援（R）
8. 不適切な医療の利用（慢性的な予約の破棄など）に関するカウンセリングや特別な設定（P,R）

B．陣痛と分娩
1. 先天奇形や他の障害のある児の同定（R）
2. 上記の健康的、家庭的、社会的問題の管理（紹介を含む）（R）
3. 遺伝カウンセリングへの紹介（H,C,R）
4. 母親または児の死亡に際しての精神科または関連サービスの紹介（R）
5. 母児の入院延長（R）
6. 薬物中毒のある母親と児の治療（R）
7. 望まれない児、知的障害のある母親、深刻な身体障害のある母親などの場合の母児関係に関するカウンセリングと管理（R）
8. 出産前6と同様

C．産後
  1．性的機能と避妊に関連した家庭の問題の見極め（P,R）
  2．母児の深刻な問題に対する紹介と継続的管理（R）
  3．出産前6と同様

5．利　便　性

A．出産前
  1．診療時間（P）
  2．周産期外来への資格要件[訳注30]（P,C）
  3．施設への交通機関、移動時間、立地条件（P,C）
  4．支払い方法と事前支払い方式（P,C,H,R）
  5．患者の経済データ（C）
  6．患者の職業・教育データ（C）
  7．周産期診療プログラムの方針（訳者注：おそらく、無痛分娩を行うかどうか等の決められた方針と考えられる）（C）
  8．周産期経過、児のケア、健康、家庭と環境問題に関する質問を母親は不快に感じないか（C）
  9．周産期ケアの施設を選んだ理由（C）

B．陣痛と分娩
  1．支払いの方法、入院（H）
  2．病院利用の資格要件（H）
  3．病院の方針（H）
  4．陣痛開始時の来院または受診（C）
  5．陣痛、分娩、産褥、母児ケア、健康、家庭の問題に対する質問を不快に感じないか（C）

訳注30）おそらく保険の種類などによって決まるもので、本邦にはあまり当てはまらない。

C．産後

1 － 7．出産前と同じ（P,C,H,R）
8．母親が、家族計画、児と自身の健康、家庭、環境的問題に対する質問に対して不快に感じないか（C）
9．正常児健診を提供する施設に関する知識（P,C）
10．患者の環境的（家庭的）特徴（C）

6．利用可能性

A．出産前

1．周産期ケアの施設（C）
2．診療施設のタイプ（P）
3．スタッフ、専門家の分類（P）
4．患者カウンセリングのできるスタッフの有無（C）
5．紹介のタイプ、地域資源（P,C,R）
6．患者の数、他のサービス、患者統計（P）
7．中絶の可能性（P）

B．陣痛と分娩

1．分娩を行う病院のタイプ（H）
2．周産期プログラムで使用されている病院（訳者注：米国では病院と診療が独立しているため、個々の医師が自分の契約や患者の保険などによって使用する病院が異なることがある）（H）
3．分娩室の数（H）
4．帝王切開のための設備がある分娩室の数（H）
5．陣痛期用ベッドの数（H）
6．妊婦ベッドの数（H）
7．バシネットの数（H）
8．産後回復室の有無（H）

9．血液とフィブリノーゲンの位置（H）
10．新生児の移送（H）
11．医療職、非医療職の数（H）
12．患者カウンセリングのできるスタッフの有無（C）
13．紹介の種類、地域の資源（P,C,R）
14．分娩と中絶、他のサービス、患者統計（H）

C．産後
1．産後及び産間診療の施設（C）
2－6．出産前の2－6と同じ（P,C,R）

7．適　切　性

A．出産前
1．最初の周産期診察の定型的、選択的内容（P,R）
2．2回目以降の周産期診察の定型的、選択的内容（P,R）
3．周産期診療の提供元の継続性（C）
4．患者が利用する他の診療に関する知識（C）
5．ACOGの記録様式の使用（P）
6．紹介状と返信（P）
7．出産前サマリーの病院への送付（P）

B．陣痛と分娩
1．病院産婦人科部門の組織（H）
2．周産期及び分娩診療の施設の継続性（P,C）
3．分娩場所（R）
4．分娩を行うスタッフ（H,R）
5．新生児の蘇生を行うスタッフ（H）
6．新生児を扱うスタッフ（H,R）

7．集中治療の医師（H）
8．看護スタッフ／患者比―妊婦、新生児、集中治療（H）
9．シフトごとの看護スタッフ（H）
10．麻酔を行うスタッフ（H,R）
11．血液検査及びレントゲン、緊急処置のスタッフ配置（H）
12．分娩後最初の1時間を観察するスタッフ（H）
13．妊産婦ベッドの占有率（H）
14．ヘモグロビン／ヘマトクリットを検査している産科患者のパーセント（H）
15．尿検査をされている産科患者のパーセント（H）
16．分娩室内の新生児蘇生部分の存在（H）
17．交換輸血の準備（H）
18．書式を記入する時間（H）

C．産後
1．定型的または選択的な産後外来の内容（P,C）
2．産科及び産後診療の継続性（C）

8．反 応 性

A．出産前
1．予約システム（P,C）
2．予約が守られなかった場合のフォロー（P）
3．予約を守らない理由（C）
4．予約外受診の管理（P）
5．待ち時間（P,C）
6．時間外診療（P）
7．物理的な設定（P,C）
8．プライバシー（P,C）
9．受診状の尊厳（C）

10．診療が個人に対応しているという印象（C）
11．（患者が自発的に申し出る）紹介受診と周産期受診中の選択的行動、特に社会環境的な要素（P,R）
12．周産期受診と周産期教室の父親の関与（P,C）
13．院内案内（P,H,C）

B．陣痛と分娩
1．病院の方針や診療に関する情報（H）
2．受診時間（H,C）
3．物理的な設定（H,C）
4．診療が個人に対応しているという印象（C）
5．母児の接する機会、同室（H,C）
6．陣痛と分娩への父親の関与（H,C,R）
7．麻酔の検討（H,C）
8．社会環境的問題及び有害物質の対策のための紹介（H,C,R）
9．母児の入院延長（C,R）

C．産後
1．予約が破られた場合のフォロー（R）
2．避妊の望まれた、及び実際に処方された方法（R）

9．有効性

A．出産前
1．計画された、または計画外の妊娠（C,R）
2．最初に来院した理由（C）
3．周産期診療を始めた時間（C,R）
4．妊娠早期の診療施設の適切性（C）
5．予約を守らない（C,R）

6. 周産期受診の回数（R）
7. 治療と推奨された行動変容に対するコンプライアンス（P,C）
8. 健康問題の状態の感覚的な変化（C）
9. 健康問題の期間とそれによって起こる制限（C）
10. 情報量に対する満足度（C）
11. 診療施設に対する満足度（C）
12. 受けた診療に対する満足度（C）
13. 妊娠と出産に対する患者の知識（C）
14. 妊娠の合併症（R）

B．陣痛と分娩
1. 陣痛、出産と麻酔に対する母親の感覚（C）
2. 母児死亡率（H,R）
3. 分娩時の母児合併勝率（H,R）
4. 産褥に関する合併症と疾病率（H,R）
5. 会陰部の裂傷と修復（H,R）
6. 早産（H,R）
7. 新生児の合併症と疾病率（H,R）
8. 出産前、妊婦死亡率／合併症対策委員会または同等の機能を持った組織（H）
9. 入院延長（C,R）
10. 患者の分娩、新生児ケアに関する知識（C）
11. 入院中の母児の主観的健康状態（C）
12. 診療施設への満足度（C）
13. 受けた診療に対する満足度、望まれた改善点（C）

C．産後
1. 喫煙状況（C）
2. 母親と新生児の健康と発達状態と問題点の印象（C）

3．社会環境的状態と問題点の印象（C）
4．育児の自信と問題の印象（C）
5．上記の問題の改善の印象（C）
6．問題に対する治療施設の適切性（C）
7．母児の健康状態及び問題への医師の評価の知識と理解（C）
8．産後外来の受診（P,C）
9．継続的な産間診療の受診（P,C）
10．家族計画の使用（C,R）
11．正常児健診へのスケジュール通りの受診（P,C）

Author Index 人名索引

【B】

Baily, J.T. ·· 81
Bass, Rosalyn D. ······························ 24, 32-33
Bennis, Warren G. ································· 82
Berkowitz, Norman H. ··························· 82
Bice, Thomas W. ····························· 137, 140
Blum, Henrik L. ······················· 87, 123, 140
Blumstein, James F. ············· 31, 33, 139, 141
Boxerman, Stuart B. ······················ 137, 140
Brook, Robert H. ················ 30, 32-33, 120
　　　　　　　　　　　　　　　　123, 125-128
　　　　　　　　　　　　　　　　136, 139-140
Butler, Samuel ······································ 137

【C】

Caplan, Eleanor K. ································ 83
Cartwright, Ann ······························· 41, 81
Cassel, John C. ····························· 82-83, 141
Christoffel, Tom H. ···························· 142
Cochrane, A.. L. ······························ 121, 140
Coser, Rose Laub ···························· 36, 81

【D】

Daly, Mary B. ·· 82
Davies-Avery, Allyson ························· 140
De Geyndt, Willy ············ 92-94, 99, 136, 140
Deniston,O. Lynn ·································· 33
Densen, Paul M. ····························· 137, 142
Dixon, Nancy ·· 142
Doll, Richard ······························ 90, 97-99, 141

Donabedian, Avedis ··· 32-33, 91, 93, 122, 135
　　　　　　　　　　　　　　　139, 141, 144, 148
Dror, Yehezkel ································ 93-94, 141

【F】

Feldman, Jacob J. ························· 44, 80-81
Fisher, Andrew W. ······················ 47, 80, 82
Flanagan, J. C. ································· 81-82
Freeborn, Donald K. ············· 28, 33, 99-102
　　　　　　　　　　　　　　　　136, 141, 154
Friedson, Eliot ································ 38, 80, 82

【G】

Getting, Vlado A. ································· 33
Goodrich, Charles H. ······················ 136, 141
Greenfield, Sheldon ······························ 140
Greenlick, Merwyn R. ········ 28, 33, 99-102
　　　　　　　　　　　　　　　　136, 141, 154

【H】

Harris, L. Jeff ······································ 140
Haug, Marie R. ····································· 83
Havighurst, Clark C. ············ 31, 33, 139, 141
Hetherington, Robert W. ······················ 82
Hopkins, Carl E. ······················ 59, 60-61, 82
Horn, Susan D. ······························· 34, 143
Hulka, Barbara S. ·········· 49, 82-83, 137, 141

【I】

Illich, Ivan ·· 138, 141

【J】

Jacobs, Charles M. ················· 138, 142
Jacobsen, Tony L. ··················· 82
Johns, Carol ························ 34
Johnson, Robert Wood, Foundation
······················· 44, 82
Jones, Lewis W ················· 85, 135, 142

【K】

Kelman, Howard R. ················ 106-108
142, 159
Klein, Malcolm W. ················ 52-53, 82
Kupper, Lawrence L. ················ 82, 141

【L】

Lane, Dorothy S. ················· 106-108
142, 159
Lee, Roger I. ···················· 85, 135, 142
Lelah, Tovah ······················· 140
Lewis, Evan G. ······················ 82
Little, Arthur D. ···················· 142
Loughmiller, Grover C. ··············· 82

【M】

MacMahon, Brian ················· 137, 142
Mcneil, Barbara J. ··················· 31, 33
Makover, Henry B. ················· 90, 142
Malone, Mary F. ····················· 82
Marshall, Carter L. ················· 131, 142
Mathiesen, Ronald R. ················ 82
Maxwell, J. Gary ···················· 82
Mechanic, David ··················· 137, 142
Metzner, Charles A. ················ 74-75, 83
Mindlin, Rowland L. ················ 137, 142

Murawski, Benjamin J. ··············· 143
Murray, Stephen L. ·················· 82

【N】

Nelson, David E. ···················· 69, 82

【O】

Olendzki, Margaret C. ··············· 141

【P】

Parsons, Eleanor M. ················· 82
Pauker, Stephen G. ·················· 33
Price, Philip B. ·················· 67, 69-70, 82
Pugh, Thomas F. ··················· 137, 142

【R】

Reader, George G. ·················· 141
Richards, James M. ·················· 82
Riedel, Donald C. ················· 64, 66, 82
Riedel, Ruth Lyn ·················· 64, 66, 82
Rosenstock, Irwin M. ················ 33

【S】

Sanazaro, Paul J. ·················· 54, 56-57
81-82
Sanders, Barkev S. ················· 139, 142
Scheff, Thomas J. ·················· 140, 142
Schoen, Frederic ····················· 82
Sheps, Mindel C. ·················· 91, 93, 142
Shiloh, Alion ······················· 37, 82
Shortell, Stephen M. ······ 24, 32-34, 137, 142

Silver, George A. 136, 143
Simborg, Donald W. 32, 34, 137, 143
Simon, Herbert A. 90, 143
Smith, David Barton 74-75, 83
Snyder, Mary K. 48, 50, 83
Solomon, Nancy E. 140
Starfield, Barbara H. 32, 34, 137, 143
Steinwachs, Donald M. 136, 143
Stern, Marjorie R. 83
Sussman, Marvin B. 45, 71-72, 80, 83

【T】

Taylor, Calvan W. 82
Thompson, Shirley J. 82, 141
Thorn, George W. 143

【V】

Vuori, Hannu 30-31, 34

【W】

Wagner, R. F. 81, 83
Walker, James E. C. 137, 143
Ware, John E., Jr. 48, 50, 83, 140
Weichselbaum, Ralph R. 33
Welch, W. 33
Williams, Kathleen N. 30-31, 33
Williamson, John W. 54, 56-57, 81
                                82, 90, 95, 139, 143
Windle, Charles 24, 32-33

【Y】

Yaffe, Richard 136, 143
Yourtee, Susan A. 34, 143

【Z】

Zyzanski, Stephen J. 49, 82-83

Subject Index 用語索引

【あ】

アクセス……………………………………… 19
アメニティ…………………………………… 3, 47

【い】

医学的効能…………………………………… 97-98
医療
　―技術……………………………………… 30
　―技術と医療の芸術の相互作用………… 30
　―システム………………………………… 19
　―の芸術（Art）………………………… 30
　―の質の定義
　　　個別的定義………………………… 14-16
　　　社会的定義………………………… 16, 19
　　　絶対主義的定義……………………… 13, 15
　　　専門職的定義……………………………… 13
　―の量…………………………………………… 4
　―プログラム……………………………… 19
　―利用検討………………………………… 95
　科学としての―…………………………… 2
　技術的―…………………………………… 2
　芸術としての―…………………………… 2
医療者
　―の満足………………………………… 28, 99-101

【か】

階級主義的………………………………………… 37
価値観……………………………………………… 129
価値判断…………………………………………… 10-11
過程　→構造、過程、結果を参照

【か】(患)

患者………………………………………………… 26
　―の性質…………………………………… 55
　―の満足…………………………………… 26
　―の満足度、―満足度………………… 3, 26-27
感度…………………………………………… 87, 116

【き】

規範……………………………………………… 4, 85

【け】

継続性………………………………… 19, 23-25, 62, 92
結果　→構造、過程、結果を参照
決定的事象法…………………………… 54, 80-81
健康の維持……………………………………… 107
健康利益………………………………………… 7-11
倹約の法則……………………………………… 6, 31

【こ】

効果
　生き残り―………………………………… 119
　技術的―………………………………… 99-100
　心理社会的―…………………………… 99-100
　パラドックス―…………………………… 119
構造、過程、結果……………………… 84-89, 92-93
幸福度（Utility）………………………………… 8, 10
効率…………………………………………… 99-100
　経済的―………………………………… 97-98
　スクリーニング―………………………… 128
誤差……………………………………………… 30
コスト……………………………………… 7-8, 10, 122

―177―

金銭―、金銭的― ············ 6-7, 10-11, 13
　　　　　　　　　　　　　15-16, 31, 55-56
　私的― ································ 31
　社会的― ······························ 31

【し】

資源配分 ···································· 19
実行可能性 ······························· 127
社会機能 ···································· 55
社会的
　　―な方針 ·························· 129
　　―価値 ································ 4
　　―許容可能性 ·················· 97-98
受容可能性 ······························· 127
情報
　　―の完全性 ······················· 110
　　―の正確さ ······················· 110
　　―理論 ······························ 31
身体機能 ···································· 55
診療者特性分析 ···························· 95
診療に関する行動 ························· 55

【せ】

整合性 ······················ 19, 23-25, 64, 92
世界保健機関（WHO） ······················ 30

【た】

対人関係 ······························ 2, 4, 11
タイミング ······························· 124
妥当性 ···································· 110
　因果関係― ······················ 112-114
　規範的― ···························· 114
　寄与― ······························ 113
　原因― ·························· 113-114
　合意― ······························ 114

【て】

データの正確性 ·························· 110
適切性 ······························ 107-108
手順目標 ···································· 91

【と】

統合モデル ··························· 11-12
特異度 ······························ 87, 116

【は】

反応性 ································ 107-108

【ひ】

評価
　過程― ························ 109-110
　結果― ···················· 95, 109-110
　診療録― ···························· 95
　事前、同時進行、事後の― ·········· 125
平等主義的 ································ 37

【ふ】

福利の増進 ································ 13
プログラム評価 ······················· 21-23

【ほ】

包括性 ···································· 64
包括的健康保険 ··························· 15

【ま】

前払い医療グループ、前払いの保険会社
　　　　　　　　　　　　············ 22, 74

【ゆ】

有害事象の最小化……………………… 107-108
有効性……………………………………… 107

【よ】

予防………………………………………… 62, 107

【り】

利益…………………………………………4, 7-12
　　利益とリスクの差の曲線、
　　利益－リスク差曲線………………… 9-10
リスク……………………………………… 4, 7-12
リハビリテーション…………………… 107-108
利便性……………………………… 23-25, 107-108
利用可能性………………………………… 107
倫理………………………………………… 129

【ろ】

論理的質…………………………………… 30-31

著者紹介

Avedis Donabedian

　アベディス・ドナベディアン博士は、ミシガン大学と長期の関係を継続しており、現在（訳注：出版当時）ネイサン・サイナイ公衆衛生学教授である。ドナベディアン博士は、ベイルート・アメリカ大学医学校を卒業（医師免許取得 MD）、ハーバード公衆衛生大学院で公衆衛生学修士（MPH）を取得、これまでにベイルート・アメリカ大学、ハーバード公衆衛生大学院、およびニューヨーク医学校で教鞭をとった。ドナベディアン博士は、1971年に米国国立科学アカデミー（National Academy of Science）の医学機構（Institute of Medicine）のメンバーに選ばれた。彼には多くの本や出版物の著述があるが、最新の教科書は「医療の効果 (Benefit of Medical Care programs)」というものである。彼の出版は1969年にアメリカ病院管理者協会のディーン・コンレー賞を受賞、1976年に米国ブルーシールド保険協会・ノーマン・ウェルチ賞を受賞、1978年に米国リスク保険協会のエリザー・ライト賞を受賞した。

訳者紹介

東　尚弘　（ひがし　たかひろ）

　東京大学医学部医学科卒。聖路加国際病院内科で研修後、米国カリフォルニア大学ロサンゼルス校総合内科・ヘルスサービス部門及び公衆衛生大学院で主に高齢者医療における医療の質研究に従事し、ヘルスサービスの博士号を取得。京都大学医学研究科医療疫学分野助手、国立がんセンター研究員、東京大学公衆衛生学准教授を経て、現在、国立がん研究センターがん対策情報センターがん政策科学研究部部長。

Avedis Donabedian 著
東　尚弘 訳

Explorations in Quality Assessment and Monitoring, Volume I
The Definition of Quality and Approaches to Its Assessment
医療の質の定義と評価方法

2007年11月	第1刷
2010年6月	第2刷
2013年8月	第3刷
2017年11月	第4刷
2022年11月	第5刷

発　行　所：特定非営利活動法人 健康医療評価研究機構
〒103-0023　東京都中央区日本橋本町2丁目3番11号
日本橋ライフサイエンスビルディング5階
http://www.i-hope.jp/

印刷・製本・装丁：株式会社こだま印刷所

落丁・乱丁の場合はお取り替えいたします。

©2007 Takahiro Higashi
ISBN978-4-903803-00-5 ¥3800E

※　禁　無断複写転載

お知らせ

臨床を続けながら臨床研究を学び実践できる「臨床研究フェローシップ」プログラム

「臨床研究フェローシップ*」プログラムは、総合医として地域の中核病院で勤務しながら、臨床研究を学び実践できるプログラムです。「地域も、医師も元気にする」ことを目的して2015年に開始されました。

フェローは、週に1日診療を離れプロテクトされた時間に、【1】遠隔学習等で研究の基本を学び、【2】自らのリサーチ・クエスチョンに依拠した研究をデザインし、データを収集・解析・論文化の一連のプロセスを経験します。全プロセスにわたり経験豊富な現地のメンターが細やかに指導し、さらに大学寄付講座教員も研究指導を支援します。

また、京都大学等の国内大学、ジョンズホプキンス大学（JHU）日本プログラムなどの海外大学への留学も可能で、奨学金制度もあります。この書籍の出版元である認定NPO法人 健康医療評価研究機構も、遠隔学習コンテンツや、グループで研究を学ぶプログラム「gMAP」等を提供しています。

*フェローシップと別に、一部の病院では研究を学べる専攻医プログラムもあります。

【対象】後期研修を修了した内科・総合診療系医師（その他の診療分野も考慮）
【期間】原則3年間（4年間まで延長可）
【雇用条件】常勤医として雇用、各施設の給与規定に従う
【研究日】週に1日（平日）の研究日（診療を離れ研究を学習・実践する時間）を確保
【学位と奨学金】希望者は京都大学等の国内大学、JHU等の海外大学で学位取得可能（受験し合格が必要）、奨学金を支給可能（各プログラムの規定に基づく）
【募集定員・募集期間／お問い合わせ・お申し込み】
各プログラム（下記）に直接お問い合わせください

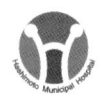

橋本市民病院 Hashimoto Municipal Hospital

橋本市民病院（事務局総務課）
臨床研究フェローシップ
eメール shomu@city.hashimoto.lg.jp
ウェブサイト https://bit.ly/3B9puRV

福島県立医科大学 白河総合診療アカデミー
Shirakawa Satellite for Teaching And Research STAR in General Medicine, Fukushima Medical University

福島県立医科大学 白河総合診療アカデミー
臨床研究フェローシップ
eメール star@shirakawa-ac.jp
ウェブサイト http://shirakawa-ac.jp

高知県 臨床研究フェローシップ

高知県 臨床研究フェローシップ
高知大学 医学部 臨床疫学講座
担当／特任教授 佐田 憲映
eメール sadak@kochi-u.ac.jp
ウェブサイト https://bit.ly/2S7LQSm

お知らせ

新時代の医療をともにデザインする

Primaria
ONLINE

学びは、医療者の仕事の中核です
学び続けたい全ての医療者の皆様へ
見て、聴いて、触って、感じて、体験して…
さあ、始めよう

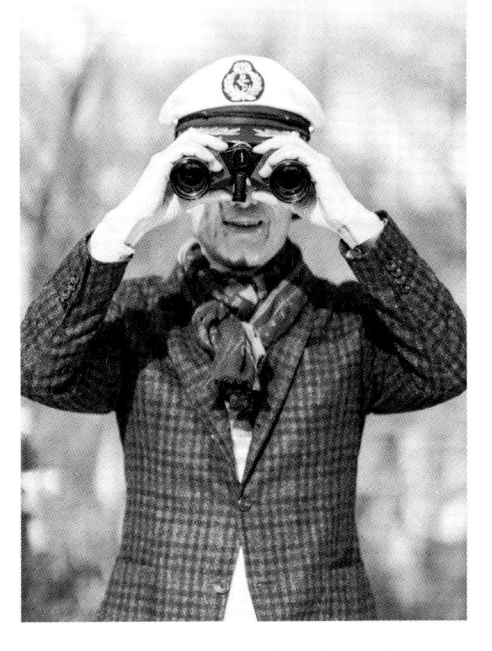

「臨床研究の道標」の著者、福原俊一が編集長を務めてきた「新時代の医療をともにデザインする」を掲げ、2013年7月より8年間にわたり継続された雑誌「Primaria（プリマリア）」が、2021年10月15日、電子ジャーナル「Primaria ONLINE」として生まれ変わりました。

Visionary People
新たな価値をつくり出す人々

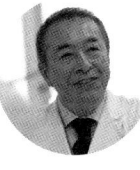

大船中央病院 特別顧問
米国内科学会 最高栄誉会員
（MACP）
上野文昭

上野先生が聞き手となって、さまざまな分野の医療者にインタビューをしていきます。

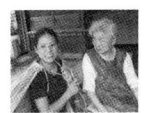

アカデミック ジェネラリスト
地域医療を担いながら、同時に研究も実践する総合医を紹介します。

近未来の医療と介護
医療政策の専門家が語る、これからの日本の医療、そして介護。

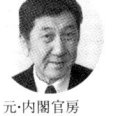

元・内閣官房
社会保障改革担当室長
宮島俊彦

働きながら「研究」を学ぶ てらこ屋
研究者としてのキャリアを志す医療者に最適な学び方を紹介します。

臨床研究の道標
自らのリサーチ・クエスチョンから世界へ発信。先人たちの旅の軌跡。

さらに、優れた研究の成果に触れて学ぶ多彩な学会の活動をご紹介する「学会情報」など、電子ジャーナルならではの声や動画も活用した記事を提供します。医療に関わる公的資格を有する方およびそれをめざす方であれば、どなたでもご覧いただけます。

Primaria ONLINEは、
右のURLまたはQRコードよりご覧ください。

▼Primaria ONLINE
https://primaria.pro/